Muzafar Ahmad Rather
Zubair Shanib Bhat

Uma visão geral das infecções bacterianas e uma perspetiva sobre os antibacterianos

AF320207

Muzafar Ahmad Rather
Zubair Shanib Bhat

Uma visão geral das infecções bacterianas e uma perspetiva sobre os antibacterianos

ScienciaScripts

Imprint

Any brand names and product names mentioned in this book are subject to trademark, brand or patent protection and are trademarks or registered trademarks of their respective holders. The use of brand names, product names, common names, trade names, product descriptions etc. even without a particular marking in this work is in no way to be construed to mean that such names may be regarded as unrestricted in respect of trademark and brand protection legislation and could thus be used by anyone.

Cover image: www.ingimage.com

This book is a translation from the original published under ISBN 978-620-2-02792-2.

Publisher:
Sciencia Scripts
is a trademark of
Dodo Books Indian Ocean Ltd. and OmniScriptum S.R.L publishing group

120 High Road, East Finchley, London, N2 9ED, United Kingdom
Str. Armeneasca 28/1, office 1, Chisinau MD-2012, Republic of Moldova, Europe
Printed at: see last page
ISBN: 978-620-8-09975-6

Uma visão geral das infecções bacterianas e uma perspetiva sobre os antibacterianos

Conteúdo

INTRODUÇÃO

As doenças infecciosas são perturbações da saúde causadas por organismos, geralmente de tamanho microscópico, como bactérias, vírus, fungos ou parasitas, que são transmitidos, direta ou indiretamente, de uma pessoa para outra. Os seres humanos também podem ser infectados após a exposição a um animal infetado que alberga um organismo patogénico capaz de infetar os seres humanos. Neste caso, os animais funcionam como reservatórios da infeção. As doenças infecciosas são uma das principais causas de mortalidade humana a nível mundial, sobretudo no mundo subdesenvolvido, exclusivamente nas idades mais jovens (crianças).

Três doenças infecciosas foram classificadas entre as dez principais causas de morte a nível mundial no mais recente inquérito da Organização Mundial de Saúde (OMS). São elas as infecções respiratórias inferiores (3,1 milhões de mortes), o VIH/SIDA (1,5 milhões de mortes) e as doenças diarreicas (1,5 milhões de mortes). Nos países de baixo rendimento, a malária e a tuberculose foram responsáveis por mais duas das dez principais causas de morte.

A principal causa de morte devida a um único agente infecioso é a tuberculose (TB), seguida da síndrome da imunodeficiência adquirida (SIDA) e da malária. As infecções respiratórias inferiores (incluindo a pneumonia) e as doenças diarreicas são causadas por uma variedade de agentes infecciosos (OMS, 2016).

As doenças infecciosas são consideradas um importante problema de saúde pública, mesmo no século XXI. O aparecimento e a propagação de micróbios causadores de doenças infecciosas tornaram-se uma incidência comum. Os microrganismos que podem causar infecções e doenças como a peste bubónica, a tuberculose e a malária, e mais recentemente a pandemia de SIDA, afectam uma parte substancial da população humana e causam uma morbilidade e mortalidade significativas (Tenover, 2006). As doenças infecciosas representam 29 das 96 principais causas de morbilidade e mortalidade humanas enumeradas pela Organização Mundial de Saúde e são responsáveis por mais de 25% das mortes a nível mundial (mais de 14 milhões de mortes por ano) (OMS, 2000).

Entre as doenças infecciosas, as infecções podem ser causadas por uma grande variedade de bactérias, resultando em doenças ligeiras ou potencialmente fatais, como a meningite bacteriana, a tuberculose, as infecções respiratórias, o envenenamento do sangue (bacteriemia), a insuficiência renal e a síndrome do choque tóxico, que requerem intervenção imediata. As infecções bacterianas comuns incluem pneumonia, infecções dos ouvidos, diarreia, infecções do trato urinário e doenças da pele como impetigo, furúnculos, carbúnculos, celulite e complicações de queimaduras.

A tuberculose (TB) é uma doença respiratória crónica causada principalmente pelo *Mycobacterium tuberculosis*. Estima-se que um terço da população esteja atualmente infetado com os bacilos da tuberculose num estado latente assintomático e que ocorram novas infecções a uma taxa de um indivíduo por segundo (OMS, 2010).

Entre as infecções respiratórias, as infecções do trato respiratório superior são uma das principais causas e incluem a amigdalite, a faringite e a laringite; a sinusite, a otite média e a constipação comum são condições frequentes nos cuidados primários. Destas afecções, as que se apresentam com dores de garganta (amigdalite, faringite, laringite) são responsáveis por pouco mais de 50% das apresentações, sendo a otite média responsável por mais 25% (McCormick *et al.*, 1995). As bactérias são responsáveis por até 25% das infecções do trato respiratório superior. Os estreptococos do grupo A são responsáveis por 95% dos casos de faringite estreptocócica nos Estados Unidos (O'Brien *et al.*, 2002). As infecções do trato respiratório inferior incluem pneumonia e bronquite agudas, crónicas e associadas a cuidados de saúde (Antibiotic Expert Group, 2006). *O Staphylococcus aureus* é uma causa importante de infeção pulmonar grave. Apesar de uma terapia antibiótica adequada, a mortalidade devida à *pneumonia estafilocócica* continua a ser de 30-50% (Kaye *et al.*, 1990). As infecções do trato respiratório inferior podem ocorrer tanto em indivíduos saudáveis como em indivíduos imunocomprometidos.

As infecções do trato urinário são as mais comuns, seguidas das pneumonias, das infecções da pele e dos tecidos moles e das infecções invasivas da corrente sanguínea. *Staphylococcus epidermidis, S. aureus, Enterococcus faecium, Enterococcus faecalis, Escherichia coli,* espécies de *Enterobacter* e *Pseudomonas aeruginosa* são agentes patogénicos comuns nas infecções de feridas (Bowler *et al.*,

2001). As infecções de feridas são uma das infecções adquiridas no hospital mais comuns e constituem uma causa importante de morbilidade, sendo responsáveis por 70-80% da mortalidade (Gottrup *et al.,* 2005; Wilson *et al.,* 2004). As infecções por *Salmonella typhi* e *Salmonella paratyphi* causam febre tifoide e outras espécies de *Salmonella* estão associadas a gastroenterite, enterocolite e infecções focais, incluindo meningite, artrite séptica, colangite e pneumonia (Hoffner *et al.*, 2000, Hohmann, 2001).

Existem várias espécies gram-positivas que causam doenças nos seres humanos. Os organismos mais comuns incluem *Streptococcus, Staphylococcus,*   *Enterococcus, Bacillus e Clostridium,* Espécies de *Cornybacterium* e *Listeria.* As espécies de *Enterococcus* e *Streptococcus* estão entre os agentes patogénicos mais comuns nas infecções nosocomiais da corrente sanguínea, feridas e infecções intravasculares relacionadas com a cateira e a resistência aos antibióticos nestes agentes patogénicos tornou-se um dos principais problemas de saúde a nível mundial (Waldvogel, 1995).

Os estafilococos são bactérias muito difundidas. *O S. aureus* é o agente patogénico humano mais importante do género *Staphylococci,* talvez o agente patogénico que suscita maior preocupação devido à sua virulência intrínseca, à sua capacidade de causar um conjunto diversificado de infecções potencialmente fatais e à sua capacidade de se adaptar a diferentes condições ambientais (Lowy, 1998; Waldvogel, 2000). A mortalidade da bacteremia por *S. aureus* continua a ser de aproximadamente 20-40%, apesar da disponibilidade de antimicrobianos eficazes (Mylotte *et al.,* 1987). *S. aureus* é atualmente a principal causa global de infecções nosocomiais e, à medida que mais doentes são tratados fora do contexto hospitalar, constitui uma preocupação crescente na comunidade (NNIS, 2001; Diekema *et al.,* 2001). As infecções da pele e dos tecidos moles causadas por *S. aureus* incluem o impetigo, mais frequentemente observado em crianças pequenas (Dagan, 1993). Trata-se de uma infeção das camadas superficiais da pele que ocorre em duas formas clínicas, bolhosa (formação de bolhas) e não bolhosa (formação de crostas). O ectima é uma variante do impetigo que penetra mais profundamente na derme e deixa cicatriz após a cura. Começa com a entrada de bactérias na pele, o que resulta no desenvolvimento de vesículas e progride para formar um abcesso perfurado

(Conlon, 2005).

A foliculite é uma infeção do folículo piloso que permanece confinada às camadas superficiais da pele e é caracterizada por grupos de pequenas pápulas ou pústulas eritematosas. A propagação da foliculite até ao eixo dos folículos pilosos resulta na infeção das camadas mais profundas da pele, caracterizada por furúnculo ou abcesso subcutâneo. Esta situação é designada por furúnculos. *O S. aureus* resistente à meticilina adquirido na comunidade (CA-MRSA) e *o S. aureus* são as bactérias mais frequentemente isoladas da purulência deste tipo de infeção (Conlon, 2005). A celulite e a erisipela são o termo utilizado para designar a inflamação de disseminação rápida da derme profunda e da gordura subcutânea sem qualquer purulência ou necrose. Os agentes patogénicos mais comuns associados são os estreptococos do grupo A e a celulite por *S. aureus*. As infecções mais profundas dos tecidos estão associadas a traumatismos, cirurgia ou inserção de material estranho (Conlon, 2005).

Os estafilococos são os principais agentes patogénicos conhecidos por formarem biofilmes num dispositivo médico implantado ou em tecidos danificados e estes biofilmes são difíceis de romper (Wu *et al.*, 2003).

As doenças orais, incluindo a cárie dentária, a gengivite e a periodontite, são infecções dentárias graves que afectam as populações humanas em todo o mundo com uma elevada taxa de prevalência. Cerca de 82% dos jovens norte-americanos têm uma inflamação gengival evidente e 36% dos jovens da Europa Ocidental com idades compreendidas entre os 35 e os 44 anos têm periodontite moderada e cerca de 10% têm periodontite grave (Davies, 2007). A prevalência de doenças periodontais também foi registada como sendo elevada na Índia. Diz-se que uma em cada duas pessoas com idade superior a 35 anos tem bolsas gengivais. Cerca de 85% do total de dentes extraídos após os 30 anos devem-se a doença periodontal (Kulkarni e Sachdeva, 1995). Mais de 40% das crianças indianas são afectadas por cáries dentárias (Meghashyam et al., 2007).

A doença periodontal causa inflamação e destruição do aparelho de fixação dos dentes (ou seja, gengiva, ligamento periodontal, cemento radicular e osso alveolar) (Xiaojing *et al.*,2000).

A doença periodontal é causada por bactérias que se encontram na placa dentária. *Streptococcus mutans* é o principal agente patogénico da cárie dentária, *Porphyromonas gingivalis, Prevotella intermedia* e *Actinobacillus actinomycetemcomitans* são as bactérias associadas à periodontite (Piovano, 1999).

Com o advento da era antimicrobiana em 1940, a humanidade alcançou uma vantagem significativa sobre as doenças infecciosas. A introdução de vários antibióticos de largo espetro, conhecidos como "medicamentos milagrosos", durante as décadas de 1950 e 1960, levou-nos a confiar excessivamente que as doenças infecciosas seriam erradicadas. Com muitos antibióticos de largo espetro no arsenal, ignorámos o desenvolvimento de resistência contra os inventados durante a década de 1940, e também recuámos no desenvolvimento de novos antibióticos, devido ao elevado custo da investigação e à difícil tarefa de desenvolver novos agentes com um novo modo de ação. Isto é evidente pelo facto de não terem sido produzidas novas classes de agentes antimicrobianos em trinta anos, entre a introdução do ácido nalidíxico em 1962 e a linezolida em 2000 (Norrby *et al.*, 2005).

Vários agentes patogénicos humanos aproveitaram este período de inação e acabaram por desenvolver resistência a todos os antibióticos habitualmente utilizados. A resistência aos antibióticos emergiu como um fenómeno mundial de grande preocupação, pois todos os países do mundo têm bactérias resistentes a medicamentos de primeira linha baratos e eficazes. *O Streptococcus pneumoniae* resistente à penicilina (PRSP), *os enterococos* resistentes à vancomicina (VRE), o *Staphylococcus aureus* resistente à meticilina (MRSA), *a Salmonella* resistente a múltiplos medicamentos (MDR), *o Mycobacterium tuberculosis* MDR e a *Pseudomonas aeruginosa* MDR são alguns exemplos (OMS, 2002).A resistência aos antibióticos, que tem sido vista como um problema emergente, acrescentou uma nova dimensão ao problema, tornando *o S. aureus* um super inseto (Grundmann *et al., 2006),* 2006). A relevância clínica do *S. aureus* como um importante agente patogénico humano foi reconhecida por Sir Alexander Ogeston e, desde então, tem-se mantido em foco como um perigoso agente patogénico versátil nos seres humanos (Ogeston, 1882). Atualmente, *o S. aureus* evoluiu para MRSA e tornou-se a principal causa de infecções hospitalares e adquiridas na comunidade (Diekema, 2001). O MRSA é o agente patogénico mais frequentemente identificado como resistente aos antibióticos em muitas partes do mundo, incluindo a Europa, a América, o Médio Oriente e a Ásia Oriental. Calcula-se que cerca de 53 milhões de indivíduos sejam portadores de MRSA em todo o mundo, pensando-se que o aparecimento de MRSA adquirido na comunidade venha a aumentar ainda mais este número (Kuehnert *et al.*, 2006). O transporte de MRSA foi identificado como um fator de risco para o desenvolvimento de infecções nosocomiais (Wertheim *et al.*, 2005). Em 80% dos casos, as infecções nosocomiais são causadas pelo *S. aureus* do próprio doente, que está presente na pele ou na membrana mucosa antes da admissão hospitalar (Wertheim *et al.*, 2004). As infecções nosocomiais causadas por este organismo incluem a infeção da corrente sanguínea, a pneumonia assistida por ventilação do trato respiratório inferior, a bacteriemia associada ao cateter venoso central e as infecções dos tecidos moles. Estas infecções conduzem a um aumento da morbilidade e da mortalidade, para além de longas estadias em hospitais que resultam num aumento dos custos dos cuidados de saúde (Kirkland, 1999). *O S. aureus* é considerado um agente patogénico humano difícil, não só pela sua capacidade de causar uma série de infecções potencialmente fatais, mas também pela sua extraordinária capacidade de desenvolver sempre resistência a uma nova classe de antimicrobianos (Lowy, 2003). Até à data, a vancomicina era o fármaco de eleição para as infecções por MRSA potencialmente mortais, mas, recentemente, foi também registado nos EUA um caso de MRSA resistente à vancomicina (Clark, 2005). O aparecimento de *Staphylococcus aureus* resistente à meticilina (MRSA) e de *Enterococcus faecium* resistente à vancomicina (VRE) são as principais preocupações clínicas actuais (Millar *et al.*, 2008). O MRSA exerce atualmente o seu próprio impacto na taxa de mortalidade. A taxa de mortalidade média de uma meta-análise recente de 30 estudos foi de cerca de 36%, em comparação com uma taxa de mortalidade de cerca de 24% por septicemia causada por *S. aureus* suscetível à meticilina (Dancer, 2008). O aparecimento recente de isolados de *S. aureus* resistentes à vancomicina intermédia (VISA) e resistentes à vancomicina (VRSA) em muitos países é o mais recente desenvolvimento da resistência aos antibióticos (Hiramatsu, 2001a; 2001b). Na Índia, o cenário do desenvolvimento da resistência aos medicamentos parece ser mais tranquilo do que no mundo ocidental, mas está também a chegar ao limite da emergência. Estudos realizados na Índia mostram que 80-90 % das estirpes de *S. aureus* são produtoras de β-lactamase e são resistentes às penicilinas e às ampicilinas (Paradesi *et al.,* 2005), mas estas estirpes são susceptíveis aos β-lactâmicos resistentes à β-lactamase, como a nafcilina, a meticilina e a oxacilina. A prevalência de MRSA na Índia também é menor em comparação com o mundo ocidental (Kandle *et al.,* 2003). Verificou-se também que a ciprofloxacina é um fármaco eficaz contra o *S. aureus* na Índia (Agnihotri *et al.,* 2004), mas também foi registada a emergência de resistência à ciprofloxacina no *S. aureus* (Sharma *et al.*, 2004). Atualmente, dispomos de alguns antibióticos, como a linezolida, a daptomicina, a quinupristina-dalfopristina, a tigeciclina e o ceftobiprole, como agentes promissores contra o MRSA resistente à vancomicina. No entanto, estes antibióticos têm limitações em termos de má absorção e efeitos secundários graves. A resistência à linezolida também foi registada em estudos pós-comercialização, o que põe em causa a sua utilização futura (Tsiodras *et al.,* 2001). O desenvolvimento de uma vacina estafilocócica e de uma imunoterapia é ainda um sonho distante (Projan *et al.,* 2006). Esta situação indica a guerra interminável contra este super inseto. Até que novos agentes terapêuticos baseados na genómica estejam disponíveis num futuro próximo, é necessário considerar outras estratégias para combater este inseto.

A utilização generalizada e inadequada de antibióticos promoveu o desenvolvimento de resistência numa variedade de microrganismos patogénicos

(Hancock, 2005). A resistência antimicrobiana proporciona uma sobrevivência

A infeção é mais benéfica para os micróbios e dificulta a eliminação da(s) infeção(ões) do organismo. Em última análise, a dificuldade crescente em combater os micróbios leva a um risco acrescido de contrair infecções num hospital ou noutro local (Norrby *et al.,* 2005). Estão agora a surgir estirpes bacterianas resistentes a todos os agentes antimicrobianos atualmente disponíveis (Styers *et al.,* 2006). A necessidade de novos

A resistência aos medicamentos antibacterianos é constante, devido ao desenvolvimento contínuo de estirpes de bactérias patogénicas resistentes aos antibióticos, tais como MRSA, PRSP e VRE. medida que a resistência aos antibióticos se vai propagando, o desenvolvimento de novos agentes antimicrobianos tem de ser acelerado para que o problema possa ser contido. No entanto, o aparecimento rápido, generalizado e emergente de resistência a agentes antimicrobianos recentemente introduzidos indica que mesmo as novas famílias de agentes antimicrobianos terão uma esperança de vida curta (Coates *et al.*, 2002).

2.1 Doenças infecciosas

[st]As doenças infecciosas continuam a ser uma caraterística dominante das considerações de saúde pública nacionais e internacionais para o século XXI. A figura 1 apresenta uma panorâmica das principais infecções bacterianas e das espécies mais notáveis envolvidas. Calcula-se que cerca de 15 milhões (>25%) dos 57 milhões de mortes anuais em todo o mundo estejam diretamente relacionados com doenças infecciosas (OMS, 2002). O peso da morbilidade (problemas de saúde) e da mortalidade associadas às doenças infecciosas recai mais fortemente sobre as populações dos países em desenvolvimento (Guerrant e Blackwood, 1999) e, em particular, sobre os bebés e as crianças (cerca de três milhões de crianças morrem todos os anos só devido à malária e às doenças diarreicas (OMS, 2002). Nos países desenvolvidos, a mortalidade por doenças infecciosas afecta de forma desproporcionada as minorias indígenas e desfavorecidas (Butler *et al.*, 2001). A dimensão do fardo global das doenças infecciosas depende das incidências e da prevalência já estabelecidas de infecções conhecidas, juntamente com o fluxo constante, mas desigual, de infecções emergentes e reemergentes (Krause, 1998; ONUSIDA, 2000; Lederberg, 1997; Cohen, 2000). A evolução contínua das doenças emergentes e reemergentes, em especial a aceleração da pandemia de VIH/SIDA nos países em desenvolvimento, aumentará o impacto global das doenças infecciosas neste século.

As infecções emergentes são aquelas que não foram reconhecidas anteriormente. A pandemia de SIDA é um exemplo prototípico de uma doença infecciosa verdadeiramente nova e emergente, cujo impacto na saúde pública não tinha sido experimentado anteriormente. Houve mais de 22 milhões de mortes acumuladas devido à SIDA (UNAIDS, 2000). A Índia e outros países do Sul e do Sudeste Asiático serão os próximos epicentros da pandemia de VIH/SIDA; as condições culturais e socioeconómicas desses países são, infelizmente, bem adequadas à propagação explosiva desta infeção (ONUSIDA, 2000). Com efeito, calcula-se que mais de 4 milhões de pessoas na Índia já estejam infectadas com o VIH. As infecções reemergentes já foram registadas anteriormente, mas reapareceram sob uma forma mais virulenta ou num novo contexto epidemiológico. As pandemias de gripe A de 1918, 1957 e 1968 são exemplos prototípicos de infecções reemergentes (Crosby, 1989), que tiveram um impacto extraordinário na saúde mundial. O resultado foi uma situação grave na região em causa, mas não uma ameaça para a saúde pública mundial. A tuberculose multirresistente e *o S. aureus* e *enterococos* resistentes à vancomicina são exemplos de infecções emergentes que não afectam imediatamente um grande número de pessoas, mas que acabarão por ter um impacto grave na saúde pública em todo o mundo (Cohen, 2000).

As doenças infecciosas são um perigo global e colocam em risco todas as nações e todas as pessoas, sendo a segunda principal causa de morte e a principal causa de anos de vida ajustados por incapacidade em todo o mundo (1 ano de vida ajustado por incapacidade é 1 ano de vida saudável perdido) e a terceira principal causa de morte nos Estados Unidos (OMS, 2000). Não conhecendo fronteiras geográficas nem políticas, chegando frequentemente de forma silenciosa e letal, os agentes patogénicos microbianos constituem uma grave ameaça para a saúde dos seres humanos. De facto, a maioria dos países identificou recentemente a propagação de doenças infecciosas como o maior problema global com que se confrontam.

Ao longo da história, os seres humanos têm lutado para controlar tanto as causas como as consequências das doenças infecciosas e continuarão a fazê-lo num futuro previsível. Atualmente, entrámos na idade das trevas das doenças infecciosas (Tibayrenc, 2001). Por conseguinte, é evidente que a ameaça infecciosa já não está sob controlo.

Os microrganismos que podem causar infecções e doenças como a peste bubónica, a tuberculose e a malária e, mais recentemente, a pandemia da síndrome da imunodeficiência adquirida, afectam uma parte substancial da população humana e causam uma morbilidade e mortalidade significativas (Tenover, 2006). As doenças infecciosas são responsáveis por 29 das 96 principais causas de morbilidade humana. Entre as doenças infecciosas que causam a morte em todo o mundo, predominam as doenças bacterianas que resultam em doenças ligeiras ou potencialmente mortais, como a meningite bacteriana, as infecções agudas do trato respiratório inferior, a cólera, a síndrome do choque tóxico, a tuberculose, o VIH/SIDA e a malária. As infecções bacterianas comuns incluem a pneumonia, as infecções do ouvido, a diarreia, as infecções do trato urinário e as doenças da pele incluem o impetigo, furúnculos, carbúnculos, celulite e complicações de queimaduras.

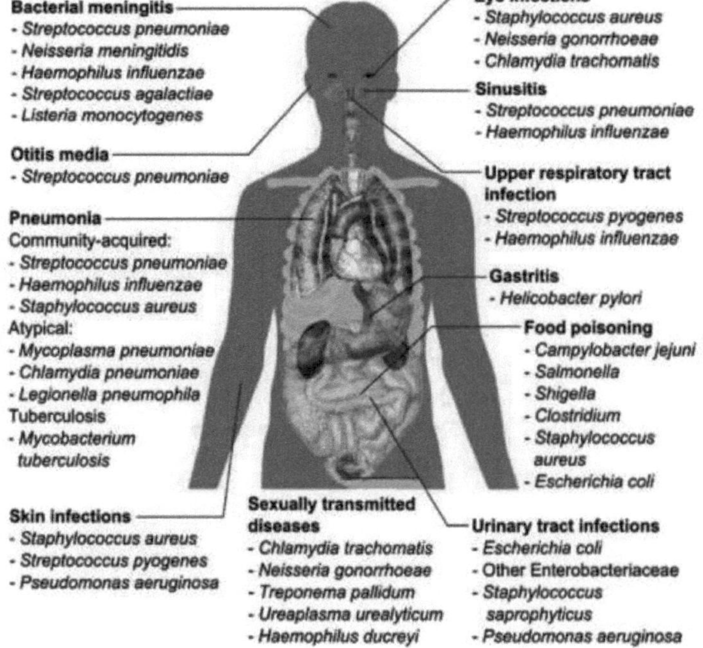

Figura 1. Visão geral das infecções bacterianas

2.2   Doenças bacterianas nos seres humanos

A meningite bacteriana afecta o sistema nervoso do corpo, que inclui o cérebro e a medula espinal. Os sintomas comuns das infecções bacterianas do sistema nervoso incluem fortes dores de cabeça ou dores nas costas, fraqueza, perda de sensibilidade e febre. Em casos graves, os doentes podem sofrer convulsões, paralisia, coma ou morte. A meningite bacteriana é uma infeção potencialmente fatal associada a elevadas taxas de morbilidade e a uma incapacidade significativa nos sobreviventes. Nos últimos anos, apesar das melhorias registadas na terapêutica antimicrobiana e no apoio aos cuidados intensivos, os principais centros têm comunicado taxas de mortalidade global relacionadas com a meningite bacteriana de cerca de 20% a 25%. (Al Zamil, 1999). O agente causador é a *Neisseria meningitides. A S. pneumonia, a E. coli, o S. aureus e a K. pneumonia* são as principais causas de meningite e continuam a estar associadas a uma morbilidade e mortalidade significativas em indivíduos, tanto no mundo desenvolvido como no mundo em desenvolvimento.

As bactérias podem desenvolver infecções no trato respiratório, o que inclui amigdalite, faringite, laringite, sinusite, otite média e constipação comum, que são condições frequentes nos cuidados primários. Destas afecções, as que se apresentam com dor de garganta (amigdalite, faringite, laringite) são responsáveis por pouco mais de 50% das apresentações, sendo a otite média responsável por mais 25%. As bactérias são responsáveis por até 25% das infecções do trato respiratório superior.

2.2.1. Amigdalite

A amigdalite é uma inflamação das amígdalas mais frequentemente causada por infecções virais ou bacterianas. As causas mais comuns de amigdalite são os vírus da constipação comum (adenovírus, rinovírus, influenza, coronavírus e vírus sincicial respiratório). Também pode ser causada pelo vírus Epstein-Barr, vírus herpes simplex, citomegalovírus ou VIH (Wetmore, 2007; Thuma, 2001; Simon, 2005). As segundas causas mais comuns são bacterianas. A causa bacteriana mais comum é o estreptococo β-hemolítico do grupo A (GABHS). As causas bacterianas menos comuns incluem: *S.aureus, S.pneumoniae, Mycoplasma pneumoniae, Chlamydia pnemoniae, tosse convulsa, fusobactéria, difteria, sífilis* e *gonorreia.* A faringite é uma inflamação da garganta ou da faringe. A dor de garganta, a febre e o mal-estar associados à faringite aguda. Muitos organismos bacterianos e virais são capazes de induzir faringite, quer como manifestação única, quer como parte de uma doença mais generalizada. Até 15% dos casos de faringite aguda podem ser causados por bactérias. O estreptococo do grupo A é, de longe, a causa bacteriana mais comum de faringite aguda, sendo responsável por cerca de 15 a 30 por cento dos casos em crianças e 5 a 10 por cento dos casos em adultos (Bisno, 2001). Os estreptococos do grupo A são responsáveis por 95 por cento dos casos de faringite estreptocócica nos Estados Unidos (O'Brien *et al.*, 2002). Várias bactérias diferentes podem também infetar a garganta humana. A mais comum é o Streptococcus do Grupo A, enquanto outras incluem *Cornybacterium diptheriae, N. gonorrhoeae, C. pneumoniae* e *M. pneumoniae* (Komaroff *et al.*, 1986).

2.2.2. Sinusite

Os três agentes causadores mais comuns da sinusite são o *Streptococcus pneumonia, o Haemophilus influenzae* e *a Moraxella catarrhalis* (Leung e Katial, 2008). Outros agentes patogénicos bacterianos causadores de sinusite incluem *S. aureus* e outras espécies de Streptococci, bactérias anaeróbias e, menos frequentemente, bactérias gram negativas.

2.2.3. Infecções do trato respiratório inferior

As infecções do trato respiratório inferior incluem a pneumonia e a bronquite agudas, crónicas e associadas aos cuidados de saúde (Antibiotic Expert Group, 2006). As infecções do trato respiratório inferior causam 3,9 milhões de mortes por ano em todo o mundo, das quais 1,8 milhões em crianças com idade inferior a cinco anos (OMS, 2004). *O S. aureus* é uma causa importante de infeção pulmonar grave. Apesar de uma terapia antibiótica adequada, a mortalidade devida a *S. pneumonia* continua a ser de 30-50% (Kaye *et al.*, 1990). As infecções do trato respiratório inferior podem ocorrer tanto em indivíduos saudáveis como em indivíduos imunocomprometidos (Bjerre e Kochen, 2004).

2.2.4. Pneumonia

A pneumonia é a inflamação aguda do trato respiratório inferior e do parênquima pulmonar que resulta numa síndrome clínica de febre, tosse, falta de ar e mal-estar. A causa mais comum de pneumonia bacteriana é a *S. pneumoniae*, que é um agente patogénico extracelular caracterizado por uma cápsula polissacárida espessa (Tuomanen *et al.*, 2009). A pneumonia está associada a outros organismos, como o *S. aureus, o Haemphilus influenzae* e as bactérias Gram-negativas (Tarver *et al.*, 2005).

2.2.5. Bronquite

A bronquite é a inflamação dos principais tubos brônquicos dos pulmões causada por uma infeção bacteriana ou viral. Mais de 90% dos casos de tosse aguda não são bacterianos. As etiologias virais incluem a gripe, a parainfluenza, o VSR e o adenovírus. Os agentes bacterianos incluem a *Bordatella pertussis, a M. pneumoniae* e *a C. pneumonia*, que representam cerca de 10% dos casos (Gonzales *et al.*, 2001).

2.2.6. Cólera

A cólera é uma das doenças infecciosas mais terríveis causadas pela ingestão de alimentos ou água contaminados com a bactéria *Vibrio cholera*. A doença ocorre devido a más condições sanitárias, em que os alimentos e a água são contaminados pela bactéria. Pode provocar diarreia aquosa grave, desidratação, vómitos, etc., e evolui para choque dentro de 4 a 12 horas. Se não for tratada, evolui para a morte em poucos dias. Um tratamento rápido através de terapia de reidratação oral pode ajudar a salvar a vida de uma pessoa. No entanto, no caso de uma infeção grave, pode levar à morte em 24 horas. Estima-se que todos os anos ocorram 3-5 milhões de casos de cólera e 100.000-120.000 mortes devido à cólera (OMS, 2008).

Existe também uma vacina disponível para o tratamento da cólera. As vacinas financiadas pela OMS e pelos respectivos Estados para prevenir a cólera são fornecidas gratuitamente.

As vacinas são administradas por via intravenosa ou oral. Um exemplo de vacina oral é o Dukoral, uma vacina inteira inactivada.

2.2.7. Tuberculose

A tuberculose (TB) é uma infeção bacteriana causada principalmente pelo *Mycobacterium tuberculosis*. A tuberculose existe há milénios e continua a ser um grave problema de saúde mundial. Todos os anos, causa problemas de saúde a milhões de pessoas e, em 2015, foi uma das 10 principais causas de morte em todo o mundo, ultrapassando o VIH/SIDA como uma das principais causas de morte por doença infecciosa. O bacilo da tuberculose infecta principalmente os pulmões, mas pode infetar qualquer parte do corpo. Tal como a constipação comum, propaga-se através do ar e é transmitido de uma pessoa infetada para uma pessoa saudável próxima (Figura 2). A evolução da infeção por TB para doença depende do estado nutricional da pessoa. A TB ocorre desproporcionadamente nas populações mais pobres. É mais provável que a infeção ocorra em pessoas com idades compreendidas entre os 15 e os 25 anos, em pessoas com mais de 60 anos, em pessoas com VIH ou em pessoas que tenham estado presas durante mais de 6 meses (Iseman, 2007). Globalmente, um terço da população mundial está atualmente infetada com o bacilo da TB e as novas infecções ocorrem a uma taxa de uma por segundo (OMS, 2010). 5-10% das pessoas infectadas com bacilos da TB (mas que não estão infectadas com o VIH) ficam doentes ou infecciosas em algum momento da sua vida. As pessoas com VIH e infeção por TB têm muito mais probabilidades de desenvolver TB. Estima-se que 1,7 milhões de pessoas morreram de tuberculose em 2009. O maior número de mortes regista-se na região de África (OMS, 2010).

O tratamento recomendado para a tuberculose pulmonar suscetível aos medicamentos é um regime de quatro medicamentos, constituído por isoniazida (INH), rifampicina (RIF), pirazinamida (PZA) e etambutol (EMB), administrados durante pelo menos seis meses. O período de tratamento é dividido em duas fases que consistem nos primeiros dois meses da fase intensiva em que os quatro medicamentos são administrados ao doente, seguidos de uma fase de continuação de quatro meses em que são administradas RIF e INH.

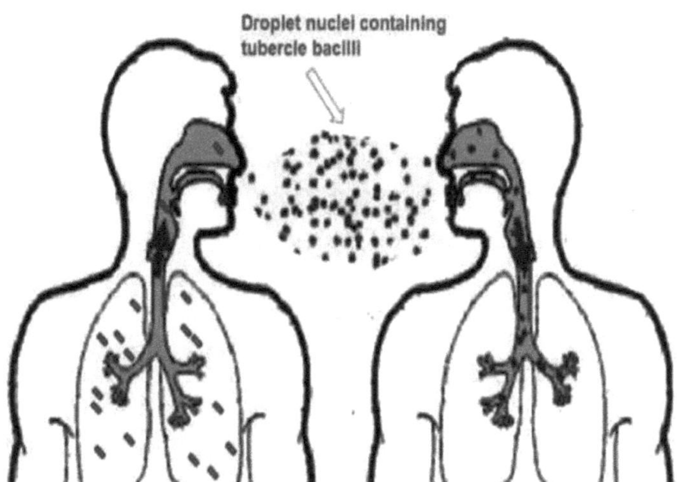

Figura 2. Transmissão da tuberculose através de aerossol do doente com tuberculose pulmonar ativa para um indivíduo saudável próximo.

2.2.8. Infecções do trato urinário

As infecções do trato urinário (ITU) são as mais comuns, seguidas das pneumonias, das infecções da pele e dos tecidos moles e das infecções invasivas da corrente sanguínea. *S. epidermidis, S. aureus, E. faecium, E. faecalis, E. coli, espécies de Enterobacter* e *P. aeruginosa* são agentes patogénicos comuns nas infecções de feridas (Bowler *et al.*, 2001). As infecções de feridas são uma das infecções adquiridas em hospitais mais comuns e constituem uma causa importante de morbilidade, sendo responsáveis por 70-80% da mortalidade (Gottrup *et al.,* 2005; Wilson *et al.,* 2004).

As infecções com *S. typhi* e *S. paratyphi* causam febre tifoide e outras espécies de *Almonella* estão associadas a gastroenterite, enterocolite e infecções focais, incluindo meningite, artrite séptica, colangite e pneumonia (Hoffner *et al.,* 2000, Hohmann, 2001).

2.2.9. Antrax

O carbúnculo é uma doença peraguda, aguda ou subaguda causada pelo Bacillus anthracis. Afecta principalmente os herbívoros que ingerem ou inalam os esporos durante a alimentação, mas pode infetar outros mamíferos, incluindo os seres humanos. A doença é maioritariamente letal. Os carnívoros podem ser infectados ao consumir animais infectados (Studemeister, 2013; Peculi A *et al,*

2015). Os animais doentes podem transmitir o carbúnculo aos seres humanos, quer por contacto direto, quer pelo consumo da carne de um animal doente. Na verdade, no contacto direto, os esporos são transferidos para outros animais. O Bacillus anthracis produz esporos em condições adversas, que se tornam dormentes e viáveis durante décadas ou mesmo séculos. Depois de um encontro com a bactéria, esta começa a multiplicar-se e mata o hospedeiro nas semanas seguintes à infeção. De facto, as bactérias produzem duas exotoxinas (conhecidas como toxinas do carbúnculo) que são letais e constituem a principal causa de morte. O carbúnculo afecta principalmente os pulmões, o intestino e a pele dos seres humanos. A infeção respiratória nos seres humanos é relativamente rara. A doença causa inicialmente sintomas de constipação ou gripe durante vários dias, seguidos de pneumonia e colapso respiratório grave (e frequentemente fatal) (Pelat *et al.*, 2011; Hugh-Jones *et al.,* 2011). A infeção gastrointestinal nos seres humanos é causada pela ingestão de carne infetada com carbúnculo e é caracterizada por perturbações gastrointestinais graves, como vómitos de sangue, diarreia grave, inflamação aguda do trato intestinal e perda de apetite. O carbúnculo cutâneo (pele) ou a infeção cutânea é caracterizada por uma lesão cutânea semelhante a uma bolha que acaba por formar uma úlcera com um centro negro. A escara negra apresenta-se frequentemente como uma úlcera necrótica grande e indolor. O carbúnculo cutâneo raramente é fatal (Narayanan *et al.*, 2009; Calfee *et al.*, 2011) Estão disponíveis vacinas para a prevenção do carbúnculo. As vacinas contra o carbúnculo humano atualmente administradas incluem variedades acelulares e de esporos vivos. Estas induzem o sistema imunitário a desenvolver anticorpos contra as bactérias, prevenindo assim a doença. As novas vacinas de segunda geração atualmente em investigação incluem vacinas vivas recombinantes e vacinas de subunidades recombinantes.

O tratamento da infeção por carbúnculo inclui grandes doses de antibióticos intravenosos e orais, como as fluoroquinolonas, a doxiciclina, a eritromicina, a vancomicina ou a penicilina. O tratamento antibiótico precoce é essencial, caso contrário, o atraso no tratamento diminuirá as hipóteses de sobrevivência (Abdel-Aziz *et al.*, 2013)

2.2.10. Lepra

A lepra é causada pelo *Mycobacterium leprae*. A lepra é também conhecida como doença de Hansen. A bactéria é aeróbia e tem a forma de um bastonete, com uma membrana celular cerosa. A lepra é uma doença granulomatosa que afecta os nervos periféricos e a mucosa do trato respiratório superior (Sandle, 2013). As lesões cutâneas são o sinal primário e mais importante da lepra. Se não for tratada, a lepra pode danificar permanentemente a pele, os nervos, os membros e os olhos. A lepra propaga-se através da tosse ou do contacto com o líquido do nariz de uma pessoa infetada. Ocorre mais frequentemente entre as pessoas que vivem na pobreza e acredita-se que seja transmitida por gotículas respiratórias (Mantellini *et al.*, 2012). No entanto, se uma pessoa começar a tomar a medicação, a lepra não se propagará de uma pessoa para outra. Não existem medidas preventivas prescritas para a lepra, mas esta é curável e pode ser tratada com a administração de antibióticos durante um determinado período de tempo. Recomenda-se o tratamento com dapsona/clofazimina diariamente e rifampicina mensalmente durante seis meses para curar completamente a doença (Rajagopala *et al.*, 2012).

2.2.11. Salmonelose

A salmonelose é uma doença bacteriana causada pela *bactéria Salmonella*. As pessoas infectadas podem desenvolver os sintomas de diarreia, febre, vómitos e cólicas abdominais nas 12 horas seguintes à infeção. Em alguns casos, a diarreia pode ser tão grave que o doente fica perigosamente desidratado. Podem ser utilizados fluidos intravenosos para combater a desidratação (Kemal, 2014).

O género Salmonella recebeu o nome de Daniel Elmer Salmon. Salmon relatou pela primeira vez o isolamento de Salmonella de um porco no ano de 1885. O género Salmonella pertence à família Enterobacteriaceae e é um anaeróbio facultativo. A bactéria é sensível ao calor e não sobrevive a uma temperatura superior a 70°C. É resistente à secagem, especialmente se estiver presente em alimentos (Florence *et al.*, 2014). A Salmonella é considerada uma das zoonoses de origem alimentar mais disseminadas nos países industrializados e em desenvolvimento.

A principal doença causada pela bactéria salmonela é a tifoide. É causada pela bactéria *Salmonella typhi*. O tifo é também conhecido como febre tifoide. Também pode ser causada pela *Salmonella paratyphi*, uma bactéria relacionada que normalmente causa uma doença menos grave. As bactérias são depositadas na água ou nos alimentos por um portador humano e são depois transmitidas a outras pessoas na zona. A incidência da febre tifoide é muito elevada nos países em desenvolvimento devido às más condições de saneamento e higiene (Earla *et al.*, 2014)

O período de incubação é normalmente de 1-2 semanas e a duração da doença é de cerca de 3-4 semanas. Os sintomas incluem falta de apetite, dores de cabeça, dores generalizadas, febre de até 104 graus Farenheit, letargia e diarreia. Após a ingestão de alimentos ou água contaminados, as bactérias invadem o intestino delgado e entram na corrente sanguínea. Em seguida, são transportadas pelos glóbulos brancos do fígado, do baço e da medula óssea, onde se multiplicam e voltam a entrar na corrente sanguínea. As bactérias passam para o trato intestinal e podem ser identificadas em amostras de fezes. Também podem ser recolhidas amostras de sangue para diagnosticar a doença. O teste de Widal é uma das ferramentas mais facilmente disponíveis para o diagnóstico da febre tifoide nos países em desenvolvimento. O teste de Widal clássico mede os anticorpos contra os antigénios O e H de S typhi. O princípio principal do teste de Widal é a presença de anticorpos no soro que podem reagir e aglutinar diluições duplas em série de antigénios de Salmonella mortos e corados num teste de aglutinação em tubo.

A prevenção da febre tifoide consiste em fornecer água limpa e segura, saneamento, alimentos limpos, melhores cuidados médicos e vacinação. As vacinas disponíveis são a Live Ty21a, que é administrada por via oral, e a Vi capsular, que é administrada por via intramuscular (IM).

2.3 Os estafilococos

O Staphylococcus é uma bactéria gram positiva, caracterizada por cocos individuais de 0,5 a 1,5 µm de tamanho. Estes cocos dividem-se num plano para formar aglomerados semelhantes a uvas. Estes são não-móveis, não esporulados

Os anaeróbios facultativos que crescem por respiração aeróbica ou por fermentação. De acordo com os requisitos nutricionais, necessitam de uma fonte orgânica de azoto, fornecida por 3 a 12 aminoácidos essenciais, por exemplo, arginina, valina e vitaminas B (Kloos e Schleifer, 1986). Os membros deste género são catalase positivos e oxidase negativos, o que os distingue do género *Streptococci*, que são catalase negativos (Wilkinson, 1997). Até à data, foram descritas 33 espécies e 8 subespécies no género *Staphylococcus,* 17 das quais colonizam preferencialmente o corpo humano e são encontradas em espécimes humanos (Kloos e Bannerman, 1994). As estirpes estudadas mais caracterizadas deste género são *S. aureus* e *S. epidermidis.* De acordo com o *Manual de Bacteriologia Sistemática de Bergey*, *S. aureus* pertence ao Reino: Bactéria, Filo: Firmicutes, Classe: Bacilos, Ordem: Bacillales, Família: Micrococcaceae, Género: *Staphylococcus,* Espécie: *aureus.* Os *estafilococos* patogénicos são identificados pela sua capacidade de produzir coagulase (Kloos e Mussel, 1975), desta forma é possível distinguir *o S. aureus* patogénico humano coagulase positivo e *o S. intermedius* patogénico animal das outras espécies de *Staphylococcus*, como o *S. epidermidis*, que são coagulase negativos.

2.3.1 *Staphylococcus aureus* Subsp. *aureus*
Staphylococcus aureus tem sido reconhecido como um dos mais importantes agentes patogénicos bacterianos gram positivos do género *Staphylococci*, contribuindo para infecções e epidemias em todo o mundo. Está presente nas narinas anteriores de 20 a 40% dos seres humanos adultos. Como é um comensal humano, está presente noutros locais do corpo (Figura 3). *O S. aureus* revela-se um agente patogénico mortal em determinadas condições favoráveis (Waldvogel, 1995), tais como: congénitas (síndrome de Wiskott-Aldrich, síndrome de Down, síndrome de Job) ou adquiridas (diabetes mellitus, artrite reumatoide), defeitos na quimiotaxia dos leucócitos, defeito na opsonização por anticorpos (por exemplo, hipogamaglobulinemia), defeito na eliminação intracelular de bactérias após fagocitose (por exemplo, granulomatose crónica), defeito na eliminação de bactérias após fagocitose (por exemplo, granulomatose crónica).Por exemplo, doenças granulomatosas crónicas), lesões cutâneas (por exemplo, queimaduras, feridas, eczema), presença de corpos estranhos (por exemplo, suturas, dispositivos protésicos), infecções virais (por exemplo, gripe), doenças subjacentes, tais como malignidade, alcoolismo, doenças cardíacas e administração terapêutica ou profilática de antimicrobianos. Causa um vasto leque de infecções que vão desde uma infeção cutânea ligeira até

uma doença sistémica grave com risco de vida (Waldvogel, 1995). As infecções cutâneas incluem infecções da pele superficial (por exemplo, foliculite e impetigo) e infecções do tecido subcutâneo (furúnculos e carbúnculos). A invasão de *S. aureus* na ferida ocorrida devido a queimaduras, incisão cirúrgica ou acidentes também pode levar a infecções sistémicas.

infecções. Em contextos clínicos de doenças pulmonares obstrutivas, o *S. aureus* está associado a pneumonia nosocomial. Várias doenças malignas subjacentes são consideradas responsáveis pelo desenvolvimento de bacteriémia (Hartstein *et al.*, 1992). Bacteriémia

A infeção por estafilococos pode levar o organismo a locais distantes, o que resulta em endocardite, osteomielite, pioartrite e formação de abcessos metastáticos na pele, pulmões, fígado, rins e cérebro. *A meningite estafilocócica* ocorre em doentes com anomalias do sistema nervoso central relacionadas com cirurgia traumática, malignidade e hidrocefalia. *O S. aureus* também causa peritonite associada à diálise peritoneal ambulatória contínua (CAPD) (Pignatari *et al.*, 1990). As toxinas produzidas por este organismo estão associadas a necrólise epidérmica, síndroma de choque tóxico e intoxicação alimentar (Murray, 2005). Possui uma série de factores de virulência secretados e associados à superfície celular. Estes factores de virulência promovem a sua adesão ao tecido danificado e à superfície da célula hospedeira (Foster e Hook, 1998). Alguns factores de virulência ligam-se às proteínas do sangue e ajudam na evasão imunitária (Skaar e Schneewind, 2004). A secreção de enzimas extracelulares como proteases, hialuronidases, lipases e nucleases ajuda o organismo a propagar-se danificando os tecidos. As toxinas que danificam a membrana produzidas por eles causam efeitos citolíticos nas células hospedeiras e os super-antigénios produzidos por eles contribuem para os sintomas do choque sético (Dinges *et al*, 2000). *O S. aureus* é um agente patogénico de enorme significado clínico porque, para além da sua capacidade de causar uma vasta gama de doenças, tem uma capacidade extraordinária de desenvolver resistência antimicrobiana (Lowy, 2003). É evidente a partir da história que *S. aureus* desenvolveu resistência aos antibióticos num curto espaço de tempo após a sua introdução (Livermore, 2000).

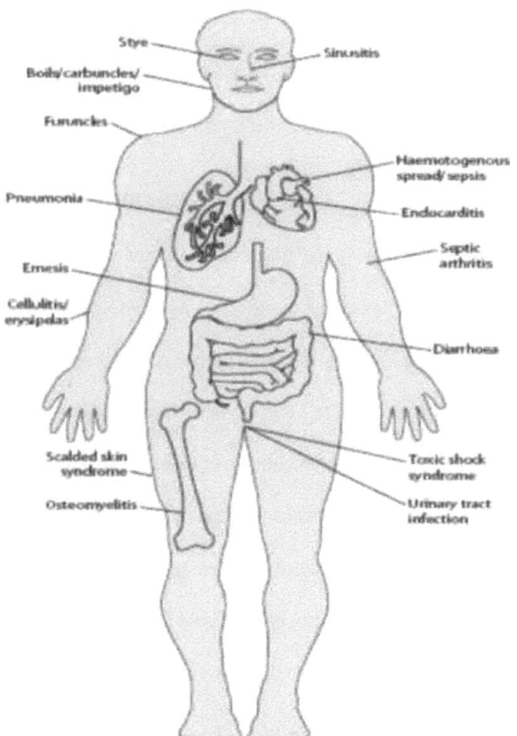

Figura 3. Diversidade nas infecções por *S. aureus*. (Cortesia: Wertheim *et al.*, 2005)

2.3.2 Doenças causadas por *Staphylococcus aureus*
2.3.2.1. Bacteremia

Atualmente, a taxa de bacteriemia causada por MRSA a nível mundial é tão elevada como no advento

da era dos antibióticos após a monoterapia com glicopeptídeos. A taxa global de bacteriémia causada

por MRSA varia entre 30-40% em todo o mundo, enquanto apenas 20% é atribuída ao MSSA. A taxa

de mortalidade global devida à bacteriémia por MRSA é de 20%. A mortalidade é atribuída a

tratamento inadequado, duração do tratamento, início na comunidade, idade avançada, focos de

infeção não removíveis e doenças cardíacas, neurológicas ou respiratórias graves subjacentes (Gould,

2007).

2.3.2.2. Infecções metastáticas

As infecções metastáticas ocorrem quando *o S. aureus* ultrapassa os mecanismos de defesa locais no local primário da infeção e se propaga através da corrente sanguínea. Pode causar caraterísticas clínicas inespecíficas como febre, calafrios e rigores. A propagação através da corrente sanguínea pode levar a endocardite, pneumonia, abcesso pulmonar, artrite séptica e osteomielite.

2.3.2.3. Endocardite

O S. aureus é o agente patogénico mais comum na endocardite nosocomial e da válvula protésica, sendo responsável por mais de 40 a 56% da mortalidade nesses casos (Fernández-Guerrero *et al.,* 1995). A endocardite ocorre frequentemente em utilizadores de drogas intravenosas, doentes idosos, doentes com válvulas protésicas e doentes hospitalizados. A endocardite causada por *S. aureus* é caracterizada por um início rápido de febre alta, envolvimento frequente das válvulas cardíacas e ausência de estigmas físicos da doença na apresentação inicial (Chambers *et al.,* 1983). Em fases mais avançadas, a endocardite de válvulas protésicas é caracterizada pela formação de abcesso do miocárdio e pelo desenvolvimento de insuficiência valvular (Figura 4a). A evolução da endocardite é pior no caso de utilizadores de drogas intravenosas com infeção pelo vírus da imunodeficiência humana (VIH) em fase avançada (Pulvirenti *et al.,* 1996) e em doentes idosos.

2.3.2.4. Infecções dos ossos e das articulações

O S. aureus é uma das principais causas de artrite séptica primária e osteomielite em todas as idades, exceto nos recém-nascidos (Baker e Schumacher, 1993; Lew e Waldvogel, 1997). As complicações da infeção dos ossos e das articulações aumentam, em alguns casos, com a destruição da articulação ou com o sequestro de osso necrótico, o que leva a dor crónica e a sépsis ou destruição da coluna vertebral. Esta situação pode provocar deformações, paralisia ou morte (Smith *et al.,* 2000). Os casos complicados são corrigidos por meios cirúrgicos e médicos.

2.3.2.5. Pneumonia e abcesso pulmonar

O S. aureus é uma causa importante de infeção pulmonar grave; apesar de uma terapia antibiótica adequada, a mortalidade devida a *S. pneumonia* continua a ser de 30-50% (Kaye *et al.,* 1990). As estirpes que produzem a citotoxina leucocidina de Panton-Valentine (PVL) causam pneumonia necrosante, que se caracteriza pela formação de abcessos, cavitação e hemorragia (Figura 4). A pneumonia causada por estas estirpes tem uma taxa de mortalidade de 75% (Gillet *et al.*, 2002). A pneumonia por *S. aureus* adquirida na comunidade tem sido referida como estando associada à gripe, à fibrose quística em crianças e ao consumo de drogas intravenosas. A pneumonia nosocomial foi registada em doentes com doenças subjacentes, em doentes de unidades de queimados e em doentes a receber ventilação mecânica.

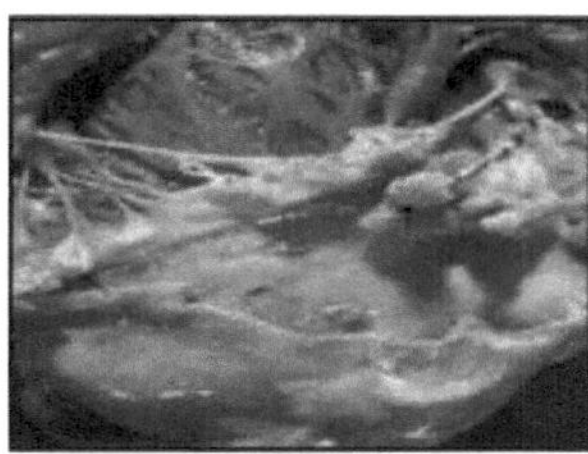
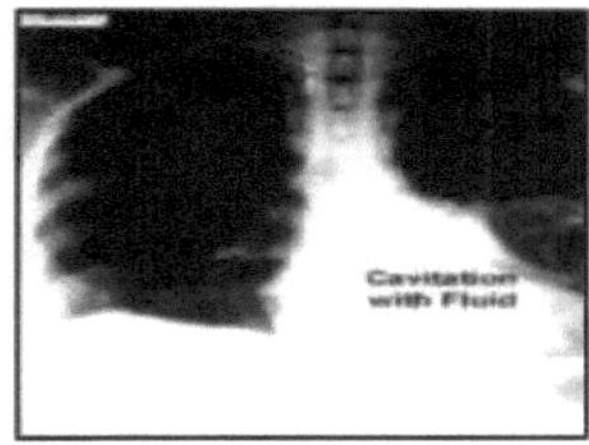

a) Endocardite b) Pneumonia necrotizante estafilocócica
Figura 4. Infeção metastática causada por estafilococos
2.3.2.6. Infecções da pele e dos tecidos moles

As infecções da pele e dos tecidos moles causadas por *S. aureus* incluem o impetigo, o ectima, a foliculite, os furúnculos, os carbúnculos e a celulite. As infecções mais profundas dos tecidos estão associadas a traumatismos, cirurgia ou inserção de material estranho.

2.3.2.6.1. Impetigo

O Impetigo é mais comum em crianças pequenas (Dagan, 1993). Trata-se de uma infeção das camadas superficiais da pele que ocorre em duas formas clínicas, bolhosa (com bolhas) e não bolhosa (com crostas). O impetigo apresenta-se através de lesões infecciosas únicas ou múltiplas nas partes expostas do corpo, como a face e outras extremidades (figura 5a). A forma bolhosa é menos frequente, enquanto a forma não bolhosa representa 70% do impetigo pediátrico. No entanto, recentemente, o MRSA-CA foi reconhecido como a causa mais comum de impetigo, particularmente nas populações onde o MRSA-CA é mais frequente, como as pessoas que vivem com VIH. O impetigo é tratado através da remoção das crostas e da aplicação de antibióticos tópicos, como a mupirocina. A infeção generalizada responde melhor aos antibióticos orais (Conlon, 2005).

2.3.2.6.2. Ectima
O ectima é uma variante do impetigo que penetra mais profundamente na derme e deixa cicatriz após

a cura. Começa com a entrada de bactérias na pele, o que resulta no desenvolvimento de vesículas e progride para formar um abcesso perfurante. O ectima ocorre frequentemente nas pernas e está associado a picadas de insectos, eczema e pequenos traumatismos. Não são encontradas outras bactérias quando o ectima é causado por *S.aureus*, enquanto o ectima causado por MRSA se assemelha a uma picada de aranha (Conlon, 2005).

2.3.2.6.3. Foliculite

A foliculite é uma infeção do folículo piloso que permanece confinada às camadas superficiais da pele e é caracterizada por grupos de pequenas pápulas ou pústulas eritematosas (Figura 5b). A foliculite afecta frequentemente a zona da barba nos homens e é frequentemente causada por *S.aureus*. A foliculite estafilocócica é tratada com flucloxacilina oral (Conlon, 2005).

2.3.2.6.4. Furúnculos e carbúnculos

A propagação da foliculite até ao eixo dos folículos pilosos resulta na infeção das camadas mais profundas da pele, caracterizada por furúnculo ou abcesso subcutâneo. Esta condição é designada por furúnculos (Figura 5d).CA- MRSA e *S. aureus* são as bactérias mais frequentemente isoladas da purulência desta infeção. Os furúnculos podem ocorrer em qualquer sítio da pele onde existam pêlos. Quando o furúnculo se espalha e envolve os folículos pilosos adjacentes, é designado por carbúnculo (Figura 5c). O carbúnculo aparece frequentemente na parte de trás do pescoço e é frequentemente observado em pessoas com diabetes mellitus (Conlon, 2005).

2.3.2.6.5. Celulite e erisipela

A celulite e a erisipela são os termos utilizados para designar a inflamação de disseminação rápida da derme profunda e da gordura subcutânea sem qualquer purulência ou necrose. Os agentes patogénicos mais frequentemente associados são os estreptococos do grupo A e o *S. aureus*. No caso da erisipela, a lesão é elevada acima do nível da pele circundante e existe uma linha clara de demarcação entre o tecido envolvido e o não envolvido (Figura 5f), enquanto no caso da celulite a extensão da infeção não é claramente demarcada (Figura 5e). A celulite ocorre geralmente após uma lesão da pele. Os doentes com diabetes, úlceras nas pernas, edema linfático, varizes ou doença vascular periférica correm um risco acrescido de contrair celulite. A celulite afecta normalmente as pernas e apresenta-se como uma área vermelha, quente, inchada e sensível. São comuns a tromboflebite, a linfangite, a linfadenopatia regional e a febre (Conlon, 2005).

2.3.2.6.6. Infecções do sítio cirúrgico

As infecções do local cirúrgico representam 38% do total de infecções adquiridas em doentes cirúrgicos. São classificadas de acordo com a profundidade da infeção, como infeção superficial da incisão, infeção profunda da incisão e infecções de órgãos/espaços. A infeção superficial envolve uma infeção acima do espaço subcutâneo com descarga purulenta e dor, sensibilidade e inchaço da incisão. As infecções incisionais profundas estendem-se à fáscia e ao músculo subjacentes. As infecções de órgãos/espaços podem ocorrer em qualquer parte do corpo e são difíceis de diagnosticar. O tratamento das infecções cirúrgicas é altamente individualizado, envolvendo o desbridamento de qualquer tecido necrótico, a remoção de quaisquer corpos estranhos e o tratamento local da ferida (Conlon, 2005).

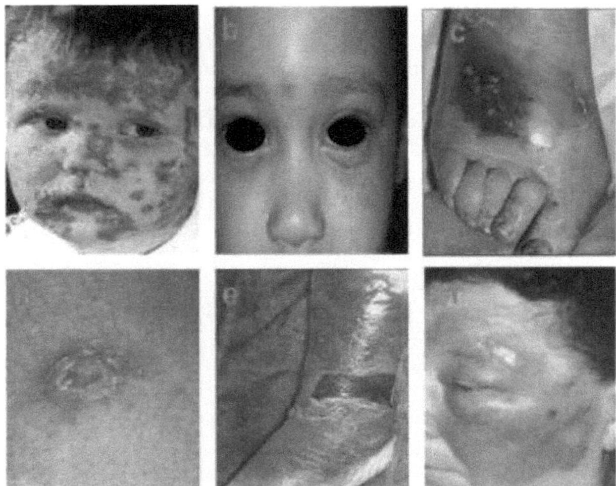

Figura 5. Infeção da pele e dos tecidos moles causada por estafilococos; o painel (a) a (f) mostra várias infecções da pele e dos tecidos moles causadas por estafilococos. a) Impetigo na criança. b) Foliculite única na face. c) Carbúnculo no dorso do pé. d) Furúnculo drenante. e) Inflamação grave da pele e dos tecidos moles em celulites da perna. f) Edema claro de erisipela na face. (Cortesia:

Graber, 2007)

2.3.2.7. Doenças mediadas por toxinas

O S. aureus produz várias exoproteínas para invadir o tecido do hospedeiro e evitar a resposta imunitária do hospedeiro, causando assim várias doenças. Algumas toxinas proeminentes entre elas são a toxina-1 da síndrome do choque tóxico (TSST-1), as enterotoxinas estafilocócicas (SEA, SEB, SECn, SED, SEE, SEG, SEH e SEI), as toxinas esfoliativas (ETA e ETB) e a leucocidina. *S.aureus*. A TSST-1 e as enterotoxinas estafilocócicas são também conhecidas como Superantigénios de Toxinas Pirogénicas (PTSAgs).

2.3.2.7.1. Intoxicação alimentar estafilocócica

A intoxicação alimentar estafilocócica é caracterizada por náuseas, vómitos e dores abdominais 2-6 horas após a ingestão de alimentos contaminados com enterotoxinas estafilocócicas (SEs). As SEs são uma família de tipos serológicos principais de enterotoxinas estáveis ao calor. Estas são SEA, SEB, SEC, SEC1, SEC2, SEC3, SED, SEE SEG e SEJ. As SE funcionam como potentes toxinas gastrointestinais e como superantigénios que estimulam a proliferação de células T não específicas (Balaban e Rasooly, 2000). A SEA é a enterotoxina mais comum recuperada de surtos de intoxicação alimentar nos EUA (77,8% de todos os surtos), seguida da SED (37,5%) e da SEB (10%). Nos seres humanos, uma quantidade inferior a 1µg é suficiente para causar uma intoxicação alimentar. O tratamento da intoxicação alimentar é sintomático.

2.3.2.7.2. Síndrome da pele escaldada estafilocócica (SSSS)

A síndrome da pele escaldada estafilocócica foi observada pela primeira vez em crianças pequenas por um médico alemão do asilo de crianças da Checoslováquia em 1878. Foram necessários mais de cem anos para identificar a toxina responsável pela doença e o alvo desta toxina foi recentemente identificado. A síndrome da pele escaldada estafilocócica é causada por *S. aureus* produtor de toxina epidermolítica e é normalmente observada em recém-nascidos. A apresentação clínica varia de impetigo bolhoso a dermatite esfoliativa grave e generalizada com perturbação sistémica. É normalmente tratada com antibióticos parenterais, cuidados de apoio à pele e gestão cuidadosa das perdas de fluidos e electrólitos (Ladhani, 2003).

2.3.2.7.3. Síndrome do choque tóxico

A Síndrome do Choque Tóxico (SCT) foi trazida à atenção da comunidade médica em 1978 por J. Todd, como doença sistémica não invasiva em crianças (Todd *et al.*, 1978). A SST é caracterizada por febre alta, erupção cutânea eritematosa difusa, descamação da pele 1 a 2 semanas após o início (se não for fatal antes desta altura), hipotensão e envolvimento de três ou mais sistemas de órgãos. A síndrome do choque tóxico é causada pela TSST-1 e por outras SEs relacionadas. A forma menstrual está associada à utilização de tampões e as formas não-menstruais estão associadas a infecções vaginais, dispositivos contraceptivos, aborto, parto e procedimentos cirúrgicos. O seu tratamento requer uma ressuscitação agressiva com fluidos, a remoção de qualquer tampão e antibióticos anti-estafilocócicos parenterais (Dingis *et al.*, 2000).

2.4. Doenças associadas à infeção oral

As doenças orais, como a cárie dentária (cárie dentária), a periodontite (doença das gengivas) e os cancros orais e faríngeos, são um problema de saúde mundial, tanto nos países industrializados como, cada vez mais, nos países em desenvolvimento, especialmente nas comunidades mais pobres. As doenças orais, incluindo a gengivite e a periodontite, são infecções dentárias graves que afectam as populações humanas em todo o mundo a uma taxa de prevalência elevada, sendo que 82% dos jovens norte-americanos apresentam uma inflamação gengival evidente e 36% dos jovens da Europa Ocidental com idades compreendidas entre os 35 e os 44 anos

têm periodontite moderada e aproximadamente 10% têm periodontite grave (Davies, 2007). Na Índia, vários inquéritos realizados revelaram uma tendência crescente de cáries dentárias nas últimas quatro décadas. A prevalência de doenças periodontais também foi registada como sendo elevada na Índia. Diz-se que uma em cada duas pessoas com mais de 35 anos de idade tem bolsas gengivais. Cerca de 85% do total de dentes extraídos após os 30 anos devem-se a doença periodontal (Kulkarni e Sachdeva, 1995). Mais de 40% das crianças indianas sofrem de cáries dentárias e uma grande percentagem de crianças reside em zonas rurais e a maioria delas necessita de cuidados dentários (Meghashyam *et al.*,   2007). Décadas de estudos epidemiológicos, estudos bioquímicos e em animais implicaram *S. mutans* como o principal agente causador da cárie dentária humana e pode também ser uma fonte de endocardite infecciosa. *P.* *gingivalis,* *A. actinomycetemcomitans,* e *A. viscosus* são as bactérias associadas à periodontite (Ajdic *et al.,* 2002; Koo *et al.,* 2003).

Atualmente, existem provas irrefutáveis de que tanto a cárie dentária como as doenças periodontais, as doenças mais prevalecentes que afectam a cavidade oral, estão associadas a microrganismos orais (Keyes e Jordan, 1964; Lo" e *et al,* 1965; Lindhe *et al.,* 1973).

A cárie dentária, desmineralização da superfície do dente causada por bactérias, é um dos problemas dentários mais comuns. Microbiologicamente, pode ser definida como a comunidade diversificada de microrganismos que se encontra na superfície do dente sob a forma de biofilme, inserida numa matriz extracelular de polímeros de origem microbiana e do hospedeiro (Marsh, 2004). A nova definição de biofilme de Donlan *et al* (Donlan e Costerton, 2002) pode ser adoptada para redefinir a placa dentária como uma comunidade séssil de origem microbiana caracterizada por células que estão irreversivelmente ligadas à superfície do dente ou umas às outras, estão embebidas numa matriz de substâncias poliméricas extracelulares que produziram e exibem um fenótipo alterado no que diz respeito à taxa de crescimento e à transcrição de genes. A placa dentária tem as propriedades gerais de um biofilme que tornam os microrganismos envolvidos dramaticamente diferentes dos seus homólogos planctónicos. Essas propriedades incluem uma arquitetura aberta, proteção contra as defesas do hospedeiro, maior resistência a agentes antimicrobianos e neutralização de inibidores, expressão genética inovadora, respostas genéticas coordenadas, heterogeneidade espacial e ambiental, maior amplitude de habitat e metabolismo mais eficiente. Pode provocar cáries dentárias ou problemas periodontais como a gengivite (Marsh, 2006; Socransky e Haffajee, 2000).

A formação de biofilmes orais é um evento importante associado ao início das infecções mais comuns na cavidade oral, tais como cáries, gengivite e doenças periodontais (Kolenbrander, 2000). *O S. mutans* tem sido implicado como um dos principais agentes etiológicos na patogénese da cárie dentária no ser humano, em que os ácidos carboxílicos de cadeia curta libertados como subprodutos da sua fermentação desmineralizam o esmalte e levam à cavitação do dente. É um dos principais contribuintes para a formação de biofilmes associados à doença da cárie dentária (Hamada e Slade, 1980; Kuramitsu, 1993; Loesche, 1986). Os biofilmes de *S. mutans* também estão envolvidos na endocardite infecciosa, uma doença grave com uma taxa de mortalidade de até 50%, apesar do tratamento com antibióticos. A cárie dentária continua a ser a doença crónica mais comum em crianças com idades compreendidas entre os 5 e os 17 anos.

A enzima glucosiltransferase produzida por *S. mutans* é o fator chave por detrás da produção de ácidos orgânicos metabólicos, da desmineralização da superfície do dente e da cárie dentária (Devulapalle e Mosser, 2001). *S. mutans* produz pelo menos três GTFs: GTF B, que sintetiza principalmente glucano insolúvel ligado a α (1→3); GTF C, que sintetiza uma mistura de glucano insolúvel ligado a α (1→3) e glucano solúvel ligado a α (1→6); e GTF D, que sintetiza glucano solúvel ligado a α (1→6) (Aoki *et al*, 1986; Hanada e Kuramitsu, 1988;1989) Entre estas enzimas, as GTF B e C têm sido consideradas as GTF mais importantes relacionadas com a cárie dentária (Yamashita *et al.*,1993). A glucosiltransferase utiliza a sacarose como substrato e produz frutose e glucano com predominância de ligações α (1→3) e α (1→6) como produtos. As glucosiltransferases de *S.mutans* sintetizam cooperativamente glucano insolúvel em água a partir de sacarose e facilitam a sua capacidade de colonizar a superfície do dente e desenvolver placa dentária (Ando *et al.*, 2003; Konishi *et al.*, 1999). As enzimas glucosiltransferases activas estão presentes em toda a saliva da maioria dos humanos e também são incorporadas na película salivar que se forma nas superfícies dos dentes (Rolla *et al.*, 1983; Scheie *et al.*, 1987). Além disso, as glucosiltransferases apresentam propriedades físicas e cinéticas distintas quando são adsorvidas à película da superfície do dente, em comparação com a sua atividade em solução; as GTF C e D expressam uma atividade enzimática melhorada (Schilling e Bowen, 1988; Venkitaraman *et al.*, 1995). Claramente, a inibição de um fator de virulência essencial é um objetivo primário para a prevenção da cárie dentária e, possivelmente, de outras doenças relacionadas com a placa bacteriana.

A doença periodontal causa inflamação e destruição do aparelho de fixação dos dentes (ou seja, gengiva, ligamento periodontal, cemento radicular e osso alveolar) (Xiaojing *et al.*, 2000). A doença periodontal é causada por bactérias encontradas na placa dentária. *S. mutans* é o principal agente patogénico da cárie dentária, *P. gingivalis, P. intermedi* e *A. actinomycetemcomitans* são as bactérias associadas à periodontite (Piovano, 1999). As lesões de periodontite exibem inflamação gengival, bem como destruição do ligamento periodontal e do osso alveolar. Isto leva à perda óssea e à migração apical do epitélio juncional, resultando na formação de bolsas periodontais.

2.5.   Resistência antimicrobiana: A crescente ameaça à saúde pública mundial

A resistência aos agentes antimicrobianos é reconhecida atualmente como um importante problema de saúde pública mundial. As doenças infecciosas são responsáveis por cerca de metade de todas as mortes nos países tropicais. Nos países industrializados, apesar dos progressos realizados na compreensão dos microrganismos e no seu controlo, os incidentes epidémicos devidos a microrganismos resistentes aos medicamentos e o aparecimento de micróbios desconhecidos causadores de doenças constituem um enorme problema de saúde pública.

A penicilina foi introduzida no uso clínico na década de 1940 e revolucionou o tratamento de infecções causadas por bactérias Gram-positivas, especialmente *estafilococos* e *estreptococos*. A descoberta do antibiótico Penicilina foi o triunfo sobre as bactérias causadoras de doenças, é uma das maiores histórias de sucesso da medicina moderna. No final da década de 1960, mais de 80% dos *estafilococos* adquiridos na comunidade e no hospital eram resistentes à penicilina (Chambers, 2001). A meticilina foi introduzida em 1961, a primeira penicilina semi-sintética resistente à penicilinase. A sua introdução foi rapidamente seguida de relatos de isolados resistentes à meticilina (Jevons, 1961). O MRSA continua a ser uma das principais causas de infecções graves no homem, tanto nos hospitais como na comunidade. O tratamento do MRSA requer geralmente a vancomicina como último recurso, tendo sido também identificadas estirpes de enterococos que já não respondem à vancomicina (Novak *et al.,* 1999). Atualmente, a maior parte dos isolados clínicos de *S. aureus* são multirresistentes (resistentes a três ou mais agentes, como a ciprofloxacina, a eritromicina, a clindamicina, a gentamicina, o trimetoprim/sulfametoxazol, a linezolida e a vancomicina (Styers *et al.*, 2006).

Em 2002, a OMS comunicou que mais de 95% dos *S. aureus* em todo o mundo são resistentes à penicilina e 60% ao seu derivado, a meticilina. Atualmente, nos EUA, mais de 20% de todas as infecções enterocócicas, ou seja, infecções causadas por bactérias intestinais do género *Enterococcus*, são resistentes à Vancomicina, outrora considerada o antibiótico de último recurso. Os microrganismos com taxas crescentes de resistência aos antimicrobianos normalmente utilizados incluem MRSA, VRE, *Shigella* e espécies de *Salmonella* resistentes a múltiplos antibióticos, PRSP (Conly, 2002).

Atualmente, após 50 anos de utilização generalizada de antibióticos, muitos deles já não têm o mesmo efeito que tinham anteriormente. Este facto deve-se à resistência aos antimicrobianos, que é definida como a "sobrevivência do microrganismo mais apto" na presença de medicamentos. O aumento do fluxo global de antimicrobianos em termos de produção e utilização tem sido um precedente no desenvolvimento da resistência aos antimicrobianos nos agentes patogénicos humanos. Estes agentes patogénicos têm uma tendência comum para acumular resistência múltipla sob pressão e seleção de antibióticos e, por vezes, são referidos como agentes patogénicos/microrganismos multirresistentes (MDR). O problema da resistência aos medicamentos antimicrobianos não é novo, mas aumentou durante a última década, criando uma séria ameaça ao tratamento de doenças infecciosas (Conly, 2002). A utilização frequentemente incorrecta e excessiva de agentes antimicrobianos em muitos países em desenvolvimento levou ao aparecimento de agentes patogénicos resistentes que têm sido responsáveis pela morbilidade, mortalidade e custos dos cuidados de saúde. A resistência antimicrobiana é uma pressão evolutiva inevitável, pelo que a procura de novos compostos antimicrobianos com uma atividade melhorada é de importância primordial.

2.6. Insectos sem drogas

Há um aumento da resistência entre os agentes patogénicos gram-positivos e gram-negativos que causam infecções no hospital e na comunidade (Rice, 2008; Spellberg *et al.*, 2008). Rice (2008) designou recentemente estas estirpes bacterianas como os agentes patogénicos "ESKAPE" (*Enterococcus faecium, Staphylococcus aureus, Klebsiella pneumoniae, Acinetobacter baumanii,*

Pseudomonas aeruginosa e espécies de Enterobacter) para sublinhar que estas estirpes bacterianas causam a maioria das infecções hospitalares nos EUA e escapam efetivamente aos efeitos dos medicamentos antibacterianos. Os dados dos Centros de Controlo e Prevenção das Doenças (CDC) sugerem o rápido aumento das taxas de infeção por *S. aureus* resistente à meticilina (MRSA), *E. faecium* resistente à vancomicina (VRE) e *P. aeruginosa* resistente às fluoroquinolonas (Relatório do Sistema Nacional de Vigilância das Infecções Nosocomiais). Além disso, tem-se registado um aumento da ocorrência de infecções resistentes a panantibióticos. Diversos agentes patogénicos gram-negativos altamente resistentes - nomeadamente espécies de Acinetobacter, *P. aeruginosa* multirresistente (MDR) e espécies de *Klebsiella* e *Escherichia coli* resistentes aos carbapenemes - *estão* a emergir como agentes patogénicos importantes tanto nos países desenvolvidos como nos subdesenvolvidos. A quimioterapia para estes agentes patogénicos é tão escassa que os clínicos são mais frequentemente forçados a utilizar antibióticos mais antigos e previamente descartados, como a colistina, que estão associados a uma toxicidade significativa e para os quais não existem dados sólidos que orientem a seleção da dosagem e da duração do medicamento (Falagas et al., 2005). O aumento contínuo do número de doentes idosos e de doentes submetidos a cirurgia, transplante e quimioterapia, bem como o aumento dramático da população nas unidades de cuidados intensivos (UCI) neonatais, produzirão um número ainda maior de indivíduos imunocomprometidos em risco de contrair estas infecções (Chopra et al., 2008).

2.7. Necessidade de desenvolvimento de medicamentos antimicrobianos

Os antibióticos foram tratados como medicamentos milagrosos quando ficaram disponíveis pela primeira vez há meio século. No entanto, a sua popularidade levou rapidamente a uma utilização excessiva. Na última década, tornou-se bem conhecido que os antibióticos estão a perder a sua eficácia, uma vez que as bactérias desenvolvem resistência contra eles e os novos medicamentos raramente chegam ao mercado (Cuevas, 2003). O problema da resistência microbiana está a aumentar e as perspectivas de utilização de medicamentos antimicrobianos no futuro são ainda incertas. Por conseguinte, a procura de soluções para o problema global da resistência aos antibióticos e o crescente insucesso dos quimioterápicos exibidos pelos agentes infecciosos microbianos patogénicos levou os investigadores a voltarem a sua atenção para os produtos naturais, em busca de novas pistas para o desenvolvimento de melhores medicamentos contra as infecções microbianas. A procura de moduladores da resistência aos antibióticos nas plantas representa uma nova dimensão na abordagem do problema da resistência aos antibióticos. A diversidade química disponível nas plantas continua, em grande parte, por investigar quanto ao seu potencial para melhorar a eficácia clínica dos antibióticos. Uma vez que muitas plantas medicinais permanecem ainda inexploradas, existem enormes oportunidades para a descoberta de novos compostos modificadores da resistência de origem vegetal.

3.1. Antibióticos/Fármacos antibacterianos e suas fontes

Os antibióticos são substâncias químicas produzidas naturalmente por várias espécies de microrganismos, como bactérias, fungos, actinomicetos e Streptomyces, que matam ou inibem o crescimento de outros microrganismos (Bbosa *et al.*, 2014). Os medicamentos contra as infecções bacterianas têm sido os agentes antimicrobianos mais utilizados e mais abusados no tratamento das infecções bacterianas em todo o mundo. Têm sido utilizados há mais de 50 anos para melhorar a saúde humana e animal desde e durante a idade de ouro dos antibióticos e a idade de ouro pós-antibióticos (Flynn, 2012). A descoberta dos antibióticos e agentes antibacterianos revolucionou o tratamento de doenças bacterianas infecciosas que costumavam matar milhões de pessoas durante a idade de ouro pré-antibiótica em todo o mundo (Clardy et al., 2009; CVM-MSU 2011). As principais fontes de antibióticos/agentes antibacterianos incluem *Streptomyces*, *Penicilliums*, *Actinomycetes* e *Bacilli* (Tabela 1) (Davies, 2012)

Quadro 1. Fontes de alguns antibióticos naturais comuns

Micro-organismo	Agente antimicrobiano
Fungos	
Pénicillium chrysogenum (*Pénicillium notatum*)	Penicilina
Pénicillium griseofulvina	Griseofulvina
Espécies de Cephalosporinium (*Cephalosporium acremonium*)	Cefalotina
Tolypocladium inflatum	Ciclosporina
Actinomyces/Streptomyces (Sufixo-mycin)	
S. venezuelae	Cloranfenicol
S. roseosporus	Daptomicina
S. fradiae	Fosfomicina
S. lincolnensis	Lincomicina
S. fradiae	Neomicina
S. alboniger	Puromicina
S. griseus	Estreptomicina
S. kanamyceticus	Canamicina
S. mediterranei	Rifamicinas-rifampicina
S. rimosus e S. aureofaciens	Tetraciclina/Clorotetraciclina
S. orientalis	Vancomicina
S. erythreus	Eritromicina
S. clavuligerus	Ácido clavulânico
S. nodosus	Anfotericina B
S. noursei	Nistatina
S. avermitilis	Ivermectina
Actinomyces/Micromonospora (Sufixo - cin)	
Micromonosporas purpureocromogéneo	Gentamicina
Micromonospora inyonensis	Mutamicina e netilmicina
Micromonospora inositola	Sisomicina
Bactérias anaeróbias Gram-negativas	
Pseudomonas fluorescens	Puromicina
Bastonetes Gram-positivos	
Bacillus Iicheniformis	Bacitracina
Bacillus polymyxa	Polimixina B

3.2. A idade de ouro dos antibióticos e a sua descoberta

A idade de ouro dos antibióticos é considerada o período em que todo o espetro de antibióticos/fármacos antibacterianos foi descoberto e quase todas as infecções bacterianas eram tratáveis com antibióticos. Durante este período, as infecções bacterianas e as doenças associadas foram consideradas doenças do passado. A "idade de ouro" da terapia antimicrobiana começou com a descoberta da penicilina, em 1941, até à descoberta do ácido nalidíxico, composto-mãe de todas as fluoroquinolonas, em 1962 (CVM-MSU 2011, Davies, 2012, Fischbachand Walsh, 2009). Atualmente, este período foi alargado de 1940 a 1990 devido à descoberta de novos antibióticos, principalmente de origem sintética (CVM-MSU, 2011; Fischbach and Walsh, 2009). Durante o período de duas décadas, quase todos os espectros antibacterianos com diferentes gerações, como *β-lactâmicos*, tetraciclinas, cloranfenicol, aminoglicosídeos, macrolídeos, glicopeptídeos

3.3. Era pós-antibiótica dourada

Os antibióticos são descobertas vitais da ciência médica durante a era dourada dos antibióticos. Durante este período, os médicos tinham a possibilidade de selecionar qualquer um dos muitos antibióticos disponíveis para tratar as diversas infecções bacterianas em vários doentes, incluindo os indivíduos gravemente doentes. No entanto, após este período, foram poucos ou nenhuns os novos antibióticos/antibacterianos desenvolvidos ou introduzidos na prática clínica (Clardy et al., 2009; Glew, 2010; Gottfried, 2005). Por conseguinte, o "paraíso seguro" da Idade de Ouro da utilização de antibióticos terminou. O problema é ainda agravado pela falta de inovações em matéria de antibióticos e pelo reduzido investimento da indústria farmacêutica no desenvolvimento de novos fármacos, devido ao receio de que possam ser utilizados muitos fundos no desenvolvimento de fármacos, mas que, devido ao aumento da utilização irracional de fármacos, a resistência se desenvolva antes de o custo de desenvolvimento do novo fármaco ser recuperado (Clardy et al., 2009; Glew, 2010; Gottfried, 2005). Além disso, as bactérias estão a desenvolver resistência mais rapidamente do que os medicamentos disponíveis do que as empresas farmacêuticas conseguem desenvolver novos medicamentos. Além disso, a utilização irracional e generalizada de antibióticos em seres humanos e animais resultou na seleção de padrões populacionais de bactérias resistentes que podem propagar-se rapidamente a nível mundial. Além disso, a pressão dos antibióticos aplicada ao ambiente ou a poluição por antibióticos ajuda a selecionar bactérias com genes que

Os organismos que produzem resistência aos antibióticos através de um de vários mecanismos. Além disso, estes mecanismos de resistência são altamente móveis entre as espécies bacterianas e entre elas. A propagação da imunidade aos antibióticos entre as bactérias é um fenómeno evolutivo mediado por plasmídeos, transposões e integrões que transportam a codificação do ADN que conduz à produção de enzimas de ataque, bombas de efluxo e outros dispositivos de proteção, ameaçando assim as conquistas em matéria de saúde pública alcançadas durante a era dourada dos antibióticos (CVM-MSU 2011; Clardy et al., 2009; Glew, 2010; Gottfried, 2005).

3.4.   **antibacterianos em fase de desenvolvimento com um novo mecanismo de ação.**
Certos microrganismos têm a capacidade de produzir produtos naturais (metabolitos secundários) para a sua sobrevivência no seu ambiente natural. Estes metabolitos secundários têm sido o baluarte da descoberta de medicamentos antibacterianos. Devido à resistência extensiva aos medicamentos que se desenvolveu para quase todos os fármacos antimicrobianos, é desejável um esforço de conservação dos antimicrobianos e o desenvolvimento de novos antibióticos com novos mecanismos de ação e maior potência contra micróbios resistentes. Ao longo dos anos, foram envidados esforços consideráveis na procura de novos agentes antimicrobianos, tendo sido identificados vários compostos novos com uma atividade antimicrobiana potente e mecanismos de ação inovadores (quadro 2). Alguns destes novos compostos têm mesmo uma atividade Gram-negativa potente. O ceftobiprole e a ceftarolina são cefalosporinas mais recentes com um mecanismo de ação melhorado em comparação com as cefalosporinas mais antigas. O Iclaprim, com um mecanismo de ação melhorado em comparação com o trimetoprim, é outro exemplo.

Tabela 2. Panorama dos novos fármacos antibacterianos com novos mecanismos de ação.

Ceftobiprole	Encadernação apertada a PBP2a	Gram-positivo, Gram-negativo	Fase III	Johnson & Johnson
Ceftarolina	Encadernação apertada a PBP2a	Gram-positivas, Gram-negativas	Fase III	Forrest Laboratórios
Iclaprim	Aumento da afinidade à DHFR bacteriana	Gram-positivas, Gram-negativas	Fase III	Arpida
Sulopenem	Ligação a PBPs	Gram-negativo	Pré-clínico	Pfizer
BAL30376	Combinação de monobactam/β-inibidores da lactamase	Resistente a múltiplos medicamentos Gram-negativo	Pré-clínico	Basileia
Rx100472	sintetase inibidor Metionil ARNt	Gram-positivo	Pré-clínico	Trius Terapêutica
PC190723	Divisão celular proteína FtsZ	*S. aureus*	Pré-clínico	Prolise
MUT7307	Enoil-ACP FabI redutase (biossíntese de ácidos gordos)	Gram-positivas, Gram-negativas	Pré-clínico	Mutabilis
Nitazoxanida	Inibe a vitamina cofator da PFOR	*C. difficile*	Fase II	Romark Laboratórios
Fidaxomicina (OPT-80)	Inibe o ARN síntese	*C. difficile*	Fase II	Optimizador Produtos farmacêuticos
LED209	Deteção de quorum	*S. typhimurium, F. tularensis*	Pré-clínico	Centro Médico do Sudoeste da Universidade do Texas, Dallas

BPH652	Fator de virulência (antioxidante)	MRSA	Pré-clínico	Universidade de Illinois, Chicago
Omiganan	Péptido antimicrobiano, despolariza a membrana citoplasmática das bactérias	Gram-positivos, fungos	Fase III	MIGENIX, Cadence Pharmaceuti cals
Bedaquilina (TMC 207)	ATP sintase inibição	*M. tuberculosis*	Fase II	Johnson & Johnson, Tibotec
CBR2092	Duplo farmacóforo	Gram-positivo	Fase I	Cumbre
Amicacina	Novos nano-lipossomas inalados para administração de medicamentos	*P. aeruginosa* biofilme	Fase II	Transave, Inc.

4.0. Resumo

As doenças infecciosas são um problema de saúde pública dominante mesmo no século XXI. O aparecimento e a propagação de micróbios que causam doenças infecciosas graves, como a diarreia, as infecções do trato respiratório, a meningite, as doenças sexualmente transmissíveis e a tuberculose, e que desenvolveram formas de contornar os efeitos dos antibióticos, tornaram-se uma incidência comum. A resistência antimicrobiana proporciona uma vantagem de sobrevivência aos micróbios e torna mais difícil a eliminação das infecções do organismo.

Ao longo da história da humanidade, sabe-se que muitas doenças infecciosas são tratadas com remédios à base de plantas. Os produtos naturais, quer como compostos puros quer como extractos padronizados de plantas, oferecem oportunidades ilimitadas para a descoberta de novos fármacos, devido à disponibilidade inigualável de diversidade química. Existe uma necessidade contínua e urgente de descobrir novos compostos antimicrobianos com estruturas químicas diversas e mecanismos de ação inovadores para doenças infecciosas novas e reemergentes. Por conseguinte, os investigadores estão a voltar cada vez mais a sua atenção para a medicina popular, procurando novas pistas para desenvolver melhores medicamentos contra infecções microbianas. O fracasso crescente dos quimioterápicos e a resistência aos antibióticos exibida pelos agentes infecciosos microbianos patogénicos levaram à análise de várias plantas medicinais para determinar a sua potencial atividade antimicrobiana.

Bibliografia

Abdel-Aziz, N., Morsy, M.M.F., Amin, S.S., Mohammed, K.I., Alharbi, A.E. e Alshami, I. (2013). Threateningproblem of Stenotrophomonas maltophilia produtora de betalactamases de espetro alargado: Prevalência e suscetibilidade a antibióticos automatizados padrão. Microbiologia Clínica: Acesso Aberto.

Agnihotri, N., Neelam, K. e Varsha, G. (2004). Antimicrobial susceptibility of isolates from neonatal septicemia (Suscetibilidade antimicrobiana de isolados de septicemia neonatal). *Jornal Japonês de Doenças Infecciosas* **54**: 273-275.

Ajdic, D., McShan, W.M., McLaughlin, R. E., Savic, G., Chang, J., Carson, M. B., Primeaux, C., Tian, R., Kenton, S., Jia, H., Lin, S., Qian,Y., Li, S., Zhu, H., Najar, F., Lai, H., White, J., Roe, B.A. e Ferretti, J.J. (2002). Sequência do genoma de *Streptococcus mutans* UA159, um agente patogénico dentário cariogénico. *Actas da Academia Nacional de Ciências dos Estados Unidos da América* **99**(22): 14434-39.

Al Zamil, F. (1999). Meningite bacteriana recorrente: relato de dois casos de Riade, Arábia Saudita. *Anais de Pediatria Tropical* **19**: 395-399.

Ando, T., Tsumori, H., Shimamura, A., Sato, Y. e Mukasa, H. (2003). Classificação de estreptococos orais por eletroforese bidimensional em gel com coloração direta de atividade para glucosiltransferases. *Oral Microbiology and Immunology* **18**: 171-175.

Grupo de Peritos em Antibióticos. (2006). Diretrizes terapêuticas: Antibiótico. 13ª edição. North Melbourne: Therapeutic Guidelines.

Aoki, H., Shiroza, T., Hayakawa, M., Sato, S. e Kuramitsu, H. K. (1986). Clonagem de um gene de *Streptococcus mutans* glucosyltransferase que codifica a síntese de glucano insolúvel. *Infeção e Imunidade* **53**: 587-594.

Baker, D.G. e Schumacher, H.R. (1993). Monoartrite aguda. *New England Journal of Medicine* **329**: 1013-1020.

Bbosa, G.S., Mwebaza, N., Odda, J., Kyegombe, D.B. e Ntale, M. (2014). Uso de antibióticos/drogas antibacterianas, seu marketing e promoção durante a era de ouro pós-antibiótica e seu papel no surgimento de resistência bacteriana. Saúde, 6(05), 410.

Bisno, A.L. (2001). Acute pharyngitis. *The New England Journal of Medicine* **344**: 205-211.

Bowler, P. G., Duerden, B. I. e Armstrong, D. G. (2001). Wound Microbiology and Associated Approaches to Wound Management (Microbiologia de Feridas e Abordagens Associadas à Gestão de Feridas). *Clinical Microbiology Reviews* **14**: 244-269.

Butler, J. C., Crengle, S., Cheek, J. E., Leach, A. J., Lennon, D., O'Brien, K. L. e Santosham, M. (2001). Doenças infecciosas emergentes entre os povos indígenas. *Emerging Infectious Disease* **7**: 554-555.

Calfee, M.W., Choi, Y., Rogers, J., Kelly, T., Willenberg, Z. e Riggs, K. (2011) Avaliação à escala laboratorial para apoiar a remediação de superfícies exteriores contaminadas com esporos de Bacillus anthracis. Jornal de Bioterrorismo e Biodefesa, **2** (3).

Chambers, H. F. (2001). A epidemiologia em mudança do *Staphylococcus aureus. Doenças Infecciosas Emergentes* **7**: 178-182.

Chambers, H.F., Korzeniowski, O.M. e Sande, M.A. (1983). *Staphylococcus aureus* endocarditis: manifestações clínicas em toxicodependentes e não toxicodependentes. *Medicina* **62**:170-177.

Chopra, I., Schofield, C., Everett, M., O'Neill, A., Miller, K., Wilcox, M., Frère, J.M., Dawson, M., Czaplewski, L., Urleb, U. e Courvalin, P. (2008). Treatment of health-care-associated infections caused by Gram-negative bacteria: a consensus statement (Tratamento de infecções associadas aos cuidados de saúde causadas por bactérias Gram-negativas: uma declaração de consenso). The Lancet infectious diseases, **8**(2), 133-139.

Clardy, J., Fischbach, M. e Currie, C. (2009). A história natural dos antibióticos. *Current Biology*, **19**, R437-R441.

Clark, N.C. (2005). Comparação de elementos semelhantes a *Tn1546* em isolados de *Staphylococcus aureus* resistentes à vancomicina de Michigan e Pensilvânia. *Antimicrobial Agents and*

Chemotherapy **49**: 470-72.

Cohen, M.L. (2000). Changing patterns of infectious disease. *Nature* **406**: 762-767.

Cohen, M.L. (2000). Changing patterns of infectious disease. *Nature* **406**: 762-767.

Conlon, C.P. (2005). Infecções da pele e dos tecidos moles. *Medicine* **33**: 4-8.

Conly, J. (2002). Antimicrobial Resistance in Canada (Resistência antimicrobiana no Canadá). *Jornal da Associação Médica Canadiana* **167**: 885-891.

Crosby, A.W. (1989). America's forgotten pandemic: the influenza of 1918 (A pandemia esquecida da América: a gripe de 1918). Cambridge, Reino Unido: Universidade de Cambridge

Cuevas, C.A. (2003): New Antibiotics and New Resistance. *American scientist* **91**(2): 138-149.

CVM-MSU. (2011). A idade de ouro dos antibacterianos: Sítio de aprendizagem sobre resistência antimicrobiana. Universidade Estadual de Michigan, East Lansing.

Dagan, R. (1993). Impetigo na infância: Mudança na epidemiologia e novos tratamentos. *Anais de Pediatria.* **22**: 235-240.

Dancer, S.J. (2008). The effect of antibiotics on methicillin-resistant *Staphylococcus aureus* (O efeito dos antibióticos no *Staphylococcus aureus* resistente à meticilina). *Journal of Antimicrobial Chemotherapy* **61**: 246-253.

Davies, J. (2012). Descoberta de antibióticos: antes e agora. Microbiology Today, **39**(4), 200-203.

Davies, R. M. (2007). A eficácia clínica do triclosan/copolímero e outras abordagens terapêuticas comuns à saúde periodontal. *Clinical Microbiology and Infectious diseases* **13**: 25-29.

Devulapalle, K.S. e Mooser, G. (2001). A inativação da glucosiltransferase reduz a cárie dentária. *Journal of Dental Research* **80**(2): 466-469.

Diekema, D.J., Pfaller M. A., Schmitz, F. J., Smayevsky, J., Bell, J., Jones, R. N., Beach, M. (2001). Survey of infections due to *Staphylococcus* species: frequency of occurrence and antimicrobial susceptibility of isolates collected in the United States, Canada, Latin America, Europe, and the Western Pacific region for the SENTRY Antimicrobial Surveillance Program, 1997-1999. *Clinical Infectious Diseases* **32**(2): 114-132.

Dinges, M.M., Orwin, P.M. e Schlievert, P.M. (2000). Exotoxinas de *Staphylococcus aureus*. *Clinical Microbiology Review* **13**: 16-34.

Dinges, M.M., Orwin, P.M. e Schlievert, P.M. (2000). Exotoxinas de Staphylococcus aureus. Clinical microbiology reviews, **13**(1), 16-34.

Donlan, R.M. e Costerton, J.W. (2002). Biofilmes: mecanismos de sobrevivência de microrganismos clinicamente relevantes. *Clinical Microbiology Review* **15**: 167-193.

Earla, P. (2014). Doenças antigas - impacto microbiano. Jornal de Doenças Antigas e Remédios Preventivos.

Falagas, M.E., Kasiakou, S.K. (2005). Colistin: the revival of polymyxins for the management of multidrug-resistant gramnegative bacterial infections. Clinical Infecttious Diseases **40,** 133341.

Fernández-Guerrero, M.L., Verdejo, C., Azofra, J. e de Górgolas, M. (1995). Endocardite infecciosa adquirida no hospital não associada à cirurgia cardíaca: um problema emergente. Clinical Infectious Diseases, **20**(1), 16-23.

Fischbach, M.A. e Walsh, C.T. (2009). Antibióticos para agentes patogénicos emergentes. *Science*, **325**, 1089-1093.

Florence Suma, P., Urooj, A., Asha, M.R. e Rajiv, J.(2014). Qualidades sensoriais, físicas e nutricionais de biscoitos preparados a partir de milheto pérola (Pennisetum typhoideum). Jornal de Processamento e Tecnologia de Alimentos, **5** (10) 1000377.

Flynn, W.T. (2012). The Judicious Use of Medically Important Antimicrobial Drugs in Food-Producing Animals (A utilização criteriosa de medicamentos antimicrobianos de importância médica em animais destinados à produção de alimentos). Centro de Medicina Veterinária (HFV-1), Administração de Alimentos e Medicamentos. Departamento de Saúde e Serviços Humanos dos EUA.

Foster, T.J. e Hook, M. (1998). Surface protein adhesins of *Staphylococcus aureus. Tendências em Microbiologia* **6**: 484-488.

Gillet, Y., Issartel, B., Vanhems, P., Fournet, J.C., lina, G., Bes, M., Vandenesch, F., Piemont, Y.,

Brousse, N., Floret, D. e Etienne. J. (2002). Association between *Staphylococcus aureus* strains carrying gene for Panton-Valentine leukocidin and highly lethal necrotizing pneumonia in young immuno-competent patients. *Lancet* **59**: 753-9.

Glew, R. (2010) Bacterial resistance to antimicrobials: From the Golden Age to the Bronze Age of antibiotic use.

Gonzales, R., Bartlett, J.G., Besser, R.E., Cooper, R.J., Hickner, J.M., Hoffman, J.R. e Sande, M.A. (2001). Princípios da utilização adequada de antibióticos no tratamento da bronquite aguda sem complicações: Antecedentes. *Annals of Internal Medicine* **134**(6): 521-90.

Gottfried, J. (2005). A história repete-se? Avoiding a Return to the PreAntibiotic Age (Evitar um regresso à era pré-antibiótica). Repositório DASH da Universidade de Harvard, 1-72.

Gottrup, F., Melling, A. e Hollander, D. (2005). Uma visão geral das infecções do local cirúrgico: etiologia, incidência e factores de risco. *Jornal da Associação Europeia de Tratamento de Feridas* **5**(2): 11-15.

Gould, Ian. M. (2007). Bacteriemia por MRSA. *Internacional. Journal of Antimicrobial Agents* **30S**. S66-S70.

Graber, C. (2007). Infecções da pele e dos tecidos moles causadas por CA-MRSA. *Boletim de Tratamentos Experimentais para a SIDA* **19**: 20-26.

Grundmann, H., Aires-De-Sousa, M., Boyce, J. e Tiemersma, E. (2006). Emergência e ressurgimento de *Staphylococcus aureus* resistente à meticilina como uma ameaça para a saúde pública. *The Lancet* **368**: 874-885.

Guerrant, R. L. e Blackwood, B. L. (1999). Threats to global health and survival: the growing crises of tropical infectious diseases - an -unfinished" agenda. *Clinical Infectious Diseases* **28**: 966-986.

Hamada, S. e Slade, H.D. (1980) Biology, immunology, and cariogenicity of *Streptococcus mutans*. *Microbiology Review* **44**: 331-384.

Hanada, N. e Kuramitsu, H. K. (1988). Isolamento e caraterização do gene gtfC de *Streptococcus mutans*, que codifica a síntese de glucanos solúveis e insolúveis. *Infection and Immunity* **56**:

19992005.

Hanada, N. e Kuramitsu, H. K. (1989). Isolamento e caraterização do gene gtfD de *Streptococcus mutans*, que codifica a síntese de glucano solúvel dependente de iniciadores. *Infeção e Imunidade 57*: 2079-2085.

Hancock, R.E. (2005). Mecanismos de ação dos novos antibióticos para agentes patogénicos Grampositivos. *Lancet Infectious Diseases 5*: 209-218.

Hartstein, A.I., Mulligan, M.E., Morthland, V.H. e Kwok, R.Y. (1992) Recurrent Staphylococcus aureus bacteremia. *Journal of clinical microbiology*, **30** (3), 670-674.

Hiramatsu, K. (2001a). *Staphylococcus aureus* resistente à vancomicina: um novo modelo de resistência aos antibióticos. *Lancet Infectious Diseases* **1**: 147055.

Hiramatsu, K., Cui, L., Kuroda, M. e Ito, T. (2001b).The emergence and evolution of methicillin-resistant *Staphylococcus aureus*. *Tendências em Microbiologia* **9**: 486-93.

Hoffner, R. J., Slaven, E., Perez, J., Magana, R. N., Henderson, S. O. (2000). Apresentações de febre tifoide no departamento de emergência. *The Journal of Emergency Medicine* **19**: 317-321.

Hohmann, E. L. (2001). Nontyphoidal salmonellosis. *Doenças Infecciosas Clínicas* **32**: 263-269.

Hugh-Jones, M. E., Rosenberg, B. H., & Jacobsen, S. (2011). O ataque de 2001 anthrax: Key observations. Bioterrorism & Biodefense S, **3**, 110.

Iseman, M.D. (2007). Tuberculose. In: Goldman L, Ausiello D, eds. *Cecil Medicine*. 23ª edição. Philadelphia, Pa: Saunders Elsevier; cap. 345.

Jevons, M.P. (1961). *Estafilococos* resistentes à "celbenina". *British Medical Journal* **1**: 124-125.

Programa Conjunto das Nações Unidas sobre o VIH/SIDA (ONUSIDA). (2000). Relatório Kandle, S.K., Ghatole, M.P., Takpere, A.Y., Hittinhalli, V.B. e Yemul.

V.L. (2003). Tipagem de bacteriófagos e padrão de sensibilidade aos antibióticos de *Staphylococcus aureus* e de amostras clínicas em Sholapur e arredores (Sul de Maharashtra). *Journal of Communicable Disease* **35**: 17-23.

Kaye, M.G., Fox, M.J., Bartlett, J.G., Braman, S.S. e Glassroth, J. (1990). The clinical spectrum of

Staphylococcus aureus pulmonary infections (O espetro clínico das infecções pulmonares por *Staphylococcus aureus*). *Chest* **97**:788-792.

Kemal, J. (2014). Uma revisão sobre a importância da salmonelose bovina para a saúde pública. *Ciência e Tecnologia Veterinária*, **5** (2), 1.

Keyes, P.H. e Jordan, H.V. (1964). Lesões periodontais no hamster sírio-III Achados relacionados com um componente infecioso e transmissível. *Arquivos de Biologia Oral* **9**: 377-400.

Kirkland, K.B. (1999). The impact of surgical site infections in the 1990: attributable mortality, excess length of hospitalization, and extra costs. *Infection Control and Hospital Epidemiology* **20**: 725 -730.

Kloos, W.E. e Bannerman, T.L. (1994). Atualização do significado clínico dos *estafilococos* coagulase-negativos. *Clinical Microbiology Reviews* **7**: 117-140.

Kloos, W.E. e Bannerman, T.L. (1994). Atualização do significado clínico dos *estafilococos* coagulase-negativos. *Clinical Microbiology Reviews* **7**: 117-140.

Kloos, W.E., e lambe, D.W. (1991). *Staphylococccus*: Em Barlows, A, Hausler, W.J., Herrmann, K.L., Isenberg, H.D., Shadomy, H.J, (eds). *Manual of Clnical Microbiology,* 5th ed. pp 222-237.ASM,

Washington D.C.

Kloos, W.E., e Schleifer, K.H. (1986). Género IV- *Staphylococcus* Rosenbach 1884. In: Sneath, P.H.A., Mair, N.S., Sharpe, M.E., (eds). *Bergey's Manual of Systemic Bacteriology*, pp 271-273 Williams and Wilkins, Baltimore.

Kolenbrander, P.E. (2000) Oral microbial communities: biofilms, interactions, and genetic systems (Comunidades microbianas orais: biofilmes, interações e sistemas genéticos). *Revisão Anual de Microbiologia* **54**: 413- 437.

Komaroff, A.L., Pass, T.M., Aronson, M.D , Ervin, C.T., Cretin, S., Winickoff, R.N. e Branch, W.T. Jr. (1986). A previsão de faringite estreptocócica em adultos. *Journal of General Internal Medicine* **1**: 1-7.

Konishi, N., Torii, Y., Yamamoto, T., Miyagi, A., Ohta, H., Fukui, K., Hanamoto, S., Matsuno, H., Komatsu, H., Kodama, T. e Katayama, E. (1999). Estrutura e propriedades enzimáticas de formas geneticamente truncadas da glucosiltransferase de síntese de glucano insolúvel em água de *Streptococcus sobrinus*. *Journal OfBiochemistry* **126**(2): 287-295.

Koo, H., Gomes, B. P. F. A., Rosalen, P. L., Ambrosano, G. M. B., Park, Y. K. e Cury, J. A. (2000). Atividade antimicrobiana *in vitro* da própolis e da *Arnica montana* contra agentes patogénicos orais. *Arquivos de Biologia Oral* **45**:141-148.

Krause, R.M. (1981). The restless tide: the persistent challenge of the microbial world (A maré inquieta: o desafio persistente do mundo microbiano). Washington, DC: Fundação Nacional para as Doenças Infecciosas.

Kuehnert, M.J., Kruszon-Moran, D., Hill, H.A., McQuillan, G., McAllister, S.K., Fosheim, G., McDougal, L.K., Chaitram, J., Jensen, B., Fridkin, S.K. e Killgore, G. (2006). Prevalência de colonização nasal por Staphylococcus aureus nos Estados Unidos, 2001-2002. Journal of Infectious Diseases, **193** (2), 172-179.

Kulkarni, A. T. e Sachdeva N.L. (1995). Os problemas de saúde oral na Índia. *Swasth Hind* **39**: 62-64.

Kuramitsu, H.K. (1993) Factores de virulência dos *Streptococci mutans*: papel da genética molecular. *Revisões Críticas em Biologia Oral e Medicina* **4**: 159-176.

Ladhani, S. (2003). Compreender o mecanismo de ação das toxinas esfoliativas de *Staphylococcus aureus*. *Immunology and Medical Microbiology* **39**:181-189.

Lederberg, J. (1997). Infectious disease as an evolutionary paradigm (As doenças infecciosas como um paradigma evolutivo). *Emerging Infectious Disease* **3**:417-23.

Leung, R.S. e Katial, R. (2008). The Diagnosis and Management of Acute and Chronic Sinusitis (Diagnóstico e Tratamento da Sinusite Aguda e Crónica). *Cuidados Primários: Clínicas em Consultório*

Prática **35** (1): 11-24.

Lew, D.P., e Waldvogel, F.A. (1997). Osteomyelitis. *New England Journal of Medicine* **336**: 999-1007.

Lindhe, J., Hamp, S.E. e l.o "e, H. (1973). Periodontite experimental no cão Beagle. *Journal of Periodontal Research* **8**: 1-10.

Livermore, D.M. (2000). Resistência aos antibióticos em *Staphylococci*.

Jornal Internacional de Agentes Antimicrobianos **16**: S3-S10.

l.o "e, H., Theilade, E. e Jensen, S.B. (1965). Gengivite experimental no homem. *Jornal de Periodontologia* **36**: 177-187.

Lowy, F.D. (2003). Antimicrobial resistance: the example of *Staphylococcus aureus* (Resistência antimicrobiana: o exemplo do *Staphylococcus aureus*). *Journal of Clinical Investigations* **111**: 1265-1273.

Lowy, F.D. (2003). Antimicrobial resistance: the example of *Staphylococcus aureus* (Resistência antimicrobiana: o exemplo do *Staphylococcus aureus*). *Journal of Clinical Investigations* **111**: 1265-1273.

Mantellini, G.G., Goncalves, A. e Padovani, C.R. (2012). Incapacidades físicas na hanseníase: alguns aspectos básicos contemporâneos. Revista de Doenças Micobacterianas **2**, 121.

Marsh, P. D. (2006). A placa dentária como um biofilme e uma comunidade microbiana implicações para a saúde e a doença. *Bio Med Central Oral Health* **6** : 1-14.
Marsh, P.D. (2004). A placa dentária como um biofilme microbiano. *Caries Research* **38**: 204-211.

McCormick, A., Fleming, D e Charlton, J. (1995). Morbidity statistics from general practice Fourth national study 1991-1992. Londres, OPCS, HMSO.

Meghashyam, B., Nagesh, L e Ankola A. (2007). Dental Caries Status and Treatment Needs of Children of Fisher Folk Communities, Residing in the Costal Areas of Karnataka Region. *Medicinal Journal of India* **56** (1): 96-98.

Meghashyam, B., Nagesh, L. e Ankola, A. (2007). Status da cárie dentária e necessidades de tratamento de crianças de comunidades de pescadores, residentes nas áreas costeiras da região de

Karnataka, sul da Índia. Jornal médico da Índia Ocidental, **56** (1), 96-98.

Millar, B.C., Prendergast, B.D. e Moore, J.E. (2008). MRSA associado à comunidade (CAMRSA): um agente patogénico emergente na endocardite infecciosa. *Journal of Antimicrobial Chemotherapy* **61**: 1-7.

Murray, R.J. (2005). Reconhecimento e tratamento da doença mediada por toxina de *Staphylococcus aureus*. *International Medical Journal* **35**(2): S106-S119.

Mylotte, J.M., McDermott, C. e Spooner, J.A. (1987). Estudo prospetivo de 114 episódios consecutivos de bacteremia por *Staphylococcus aureus*. *Review of Infectious Diseases* **9**: 891-907.

Narayanan, A., Zhou, W., Ross, M., Tang, J., Liotta, L., Petricoin, E., Kashanchi, F., Bailey, C. e Popov, S. (2009) Discovery of Infectious Disease Biomarkers in Murine Anthrax Model Using Mass Spectrometry of the Low-Molecular-Mass Serum Proteome. Journal of Proteomics and Bioinform **2**, 408-415.

Relatório do sistema de Vigilância Nacional das Infecções Nosocomiais (NNIS), resumo dos dados de janeiro de 1992 a abril de 2001. *American Journal of Infectious Control* **29**: 400-421.

Norrby, R.S., Nord, C.E. e Finch, R. (2005). Falta de desenvolvimento de novos medicamentos antimicrobianos: uma potencial ameaça grave para a saúde pública. *Lancet Infectious Diseases* **5**(2): 115-119.

Novak, R., Henriques, B., Charpentier, E., Normark, S. e Tuomanen, E. (1999). Emergência de tolerância à vancomicina em *Streptococcus pneumoniae*. *Nature* **399**: 590-593.

O'Brien, K.L., Beall, B., Barrett, N.L., Cieslak, P. R., Reingold, A., Farley, M.M., Danila, R., Zell, E. R., Facklam, R., Schwartz, B. e Schuchat, A.   (2002).Epidemiology of invasive group A *Streptococcus* nos Estados Unidos, 1995-1999. *Clinical Infectious Diseases* **35**: 268-276.

Ogeston, A. (1882). Envenenamento por Micrococcus. *Jornal de Anatomia* **17**:24-58.

sobre a epidemia mundial de VIH/SIDA: junho de 2000. Genebra: Organização Mundial de Saúde.

Paradesi, F., Corti, G. e Messeri, D. (2005). Antibióticos antiestafilocócicos (MSSA, MRSA, MSSE, MRSE). *Clínicas Médicas da América do Norte* **85**: 1-17.

Peculi, A., Campese, E., Serrechia, L., Marino, L., Boci, J., Bijo, B., Bijo, A. Affuso, V. Mercurio, L. Giangrossi, e Fasanella A.. (2015). Genotipagem de estirpes de Bacillus anthracis que circulam na Albânia. Jornal de Bioterrorismo e Biodefesa **6**, 131.

Pelat, T., Avril, A., Chahboun, S., Mathieu, J., & Thullier, P. (2011). Desenvolvimento de anticorpos anti-toxinas para biodefesa. Journal Bioterrism and Biodefence S, 7, 001.

Piovano, S. (1999). Bacteriologia das infecções orais por anaeróbios mais frequentes. *Anaerobe* **5**: 221-227.

Piovano, S. (1999). Bacteriologia das infecções orais por anaeróbios mais frequentes. *Anaerobe* **5**: 221-227.

Projan, S.J., Nesin, M. e Dunman, P.M. (2006). Vacinas estafilocócicas e imunoterapia: sonhar o sonho impossível? Current Opinion in Pharmacology **6**: 473-479.

Pulvirenti, J.J., Kerns, E., Benson, C., Lisowski, J., Demarais, P. e Weinstein. R.A. (1996). Infective endocarditis in injection drug users: importance of human immunodeficiency virus serostatus and degree of immunosuppression. *Journal of Infectious Diseases* **22**:4045.

Rajagopala, S., U. Devaraj, G. D'Souza, e V. V. Aithal. (2012). "Co infeção com M. tuberculosis e M. leprae-relato de caso e revisão sistemática." Journal of Mycobacterial Diseses **2**, 1-5.

Rice LB. (2008). Financiamento federal para o estudo da resistência antimicrobiana em agentes patogénicos nosocomiais: não ao ESKAPE. Journal of Infectious Diseases **197**, 1079-81.

Rolla, G., Ciardi, J.E., Eggen, K., Bowen, W.H. e Afseth, J. (1983). Glucosil- e fructosiltransferase livres na saliva humana e adsorção destas enzimas aos dentes *in vivo*. In: Doyle RJ, Ciardi JE, ed. Glucosyltransferases, glucans, sucrose, and dental caries. Chemical senses. Washington, DC: IRL Press: 21-30.

Sandle, T. (2013). "Estratégias globais para a eliminação da hanseníase: uma revisão do progresso atual". **J Anc Dis Prev Rem 1**, 1-2.

Scheie, A.A., Eggen, K.H. e Rolla, G. (1987). Glucosyltransferase activity in human *in vivo* formed pellicle and in whole saliva. *Scandinavian Journal of Dental Research* **95**: 212-215.

Schilling, K.M. e Bowen, W.H.(1988). A atividade da glucosiltransferase adsorvida na hidroxiapatite revestida com saliva. *Journal of Dental Research* **67**: 2-8.

Sigurdardottir, B., Bjornsson, O. M., Jonsdottir, K. E., Erlendsdottir, H. e Gudmundsson, S. (1997). Meningite bacteriana aguda em adultos. A 20- year overview. *Archives of Internal Medicine.* **157**:425-430.

Simon, H.B. (2005). "Infecções bacterianas do trato respiratório superior". Em Dale, David. *Medicina ACP, Edição de 2006 (2)*

Skaar, E.P. e Schneewind, O. (2004). Determinantes de superfície regulados pelo ferro (*Isd*) de *Staphylococcus aureus*: roubar ferro do heme. *Microbes and Infection* **6**:390-397.

Smith, J.W., Hasan, M.S., Mader, J.T. e Calhoun, J., (2000). Osteomielite. In: Mandell G.L., Bennett J.E., Dolin, R. (eds). *Douglas, Mandell and Bennett's principles and practice of infectious diseases (Princípios e prática de doenças infecciosas de Douglas, Mandell e Bennett)*. 5thed. 1175-1182; 1182-1196. Nova Iorque: Churchill Livingstone, EUA.

Socransky, S.S. e Haffajee, A. D. (2000). Biofilmes dentários: alvos terapêuticos difíceis *Periodontologia* **28**: 12-55.

Spellberg, B., Guidos, R., Gilbert, D., Bradley, J., Boucher, H.W., Scheld, W.M., Bartlett, J.G., Edwards Jr, J. e Infectious Diseases Society of America. (2008). The epidemic of antibiotic-resistant infections: a call to action for the medical community from the Infectious Diseases Society of America (A epidemia de infecções resistentes a antibióticos: um apelo à ação para a comunidade médica da Sociedade Americana de Doenças Infecciosas). Clinical Infectious Diseases, **46** (2), 155-164.

Studemeister, A. (2013): Infecções por Acinetobacter baumannii adquiridas na comunidade no norte da Califórnia. *Microbiologia Clínica: Acesso aberto.*

Styers, D., Sheehan, D.J., Hogan, P. e Sahm, D.F. (2006). Laboratório vigilância baseada em padrões e tendências actuais de resistência antimicrobiana entre *Staphylococcus aureus*: situação em 2005 nos Estados Unidos. *Annals of Clinical Microbiology and Antimicrobials* **5**: 1-9.

Tarver, R., Teague, S., Heitkamp, D. e Conces, D. (2005). Radiologia da pneumonia adquirida na comunidade. *Clínicas Radiológicas da América do Norte* **43**: 497-512.

Tenover, F. C. (2006). Mechanisms of antimicrobial resistance in bacteria (Mecanismos de resistência antimicrobiana em bactérias). *American Journal of Medicine* **119**: 3-10.

Thuma, P. (2001). "Faringite e amigdalite". Em Hoekelman, Robert A.. *Primary pediatric care*. St. Louis: Mosby.

Tibayrenc, M. (2001). A idade de ouro da genética e a idade das trevas das doenças infecciosas. *Infection Genetics and Evolution* **1**: 1-2.

Tsiodras, S., Gold, H.S., Sakoulas, G., Eliopoulos, G.M., Wennersten, C., Venkataraman, L., Moellering, R.C. e Ferraro, M.J. (2001). Resistência à linezolida num isolado clínico de Staphylococcus aureus. The Lancet, **358**(9277), 207-208.

Tuomanen, E., Austrian, R. e Masure, H.R. (2009). Patogénese da infeção pneumocócica. *The New England Journal of Medicine* **332**: 1280-1284.

Venkitaraman, A.R., Vacca-Smith, A.M., Kopec, L.K. e Bowen, W.H. (1995). Caracterização da glucosiltransferase B, GtfC, e GtfD em solução e na superfície da hidroxiapatite. *Jornal de Investigação Dentária 74*: 1695-1701.

Waldvogel, F.A. (1995). *Staphylococcus aureus.* (Incluindo o síndroma do choque tóxico).In: Douglas, M. e Bennett's (eds) *Principle and practice of Infectious* Diseases 4th ed, 1754-1777. Nova Iorque, Churchill-Livingstone.

Waldvogel, F.A. (2000). *Staphylococcus aureus* (incluindo choque tóxico estafilocócico). Em *Principles and practice of infectious diseases*. G.L. Mandell, J.E. Bennett, e R. Dolin, editores. Churchill Livingstone. Filadélfia, Pensilvânia, EUA. 2069-2092.

Wertheim, H.F., Melles, D.C., Vos, M.C., van Leeuwen, W., van Belkum, A., Verbrugh, H.A. e Nouwen, J.L. (2005). The role of nasal carriage in Staphylococcus aureus infections (O papel do transporte nasal nas infecções por Staphylococcus aureus). The Lancet infectious diseases, **5**(12), 751-762.

Wertheim, H.F., Vos, M.C., Ott, A., van Belkum, A., Voss, A., Kluytmans, J.A., van Keulen, P.H., Vandenbroucke-Grauls, C.M., Meester, M.H. e Verbrugh, H.A. (2004). Risk and outcome of nosocomial Staphylococcus aureus bacteraemia in nasal carriers versus noncarriers. The Lancet, **364**(9435), 703-705.

Wetmore, R.F. (2007). "Amígdalas e adenóides". Em Bonita F. Stanton; Kliegman, Robert; Nelson, Waldo E.; Behrman, Richard E.; Jenson, Hal B.. *Nelson textbook of pediatrics*. Philadelphia: Saunders.

Wilkinson, B.J. (1997). Biologia. Em: Crossley, K.B. e Archer, G.L., (eds). The staphylococci in human disease. pp 1-38.New York: Churchill Livingstone.

Wilson, A. P. R., Gibbons, C., Reeves, B. C., Hodgson, B., Liu, M. e Plummer, D. (2004). Surgical wound infections as a performance indicator: agreement of common definitions of wound infections in 4773 Patients. *British Medical Journal* **329**: 720-722.

Organização Mundial de Saúde (OMS). (2016). Relatório mundial sobre a tuberculose 2016.

Organização Mundial de Saúde (2010). The Global Tuberculosis Epidemic Fact sheet no 104 Organização Mundial de Saúde Nov 2010.

Organização Mundial de Saúde (2010). The Global Tuberculosis Epidemic Fact sheet no 104 Organização Mundial de Saúde Nov 2010.

Centro de Comunicação Social da Organização Mundial de Saúde. (2008). Fact Sheet Number 107, Cholera (Genebra: Organização Mundial de Saúde).

Organização Mundial de Saúde. (2004). O peso global da doença: Atualização de 2004. World Press, 2008.

Wu, J.A., Kusuma, C., Mond, J.J. e Kokai-Kun, J.F. (2003) Lysostaphin Disrupts *Staphylococcus aureus* and *Staphylococcus epidermidis* Biofilms on Artificial Surfaces. *Antimicrobial Agents of Chemotherapy* **47**: 3407-3414.

Xiaojing, L.I., Kristin, M., Kolltveit, L. T e Ingar, O. (2000). Doenças sistémicas causadas por infecções orais. *Clinical microbiology reviews* **13**: 547-558.

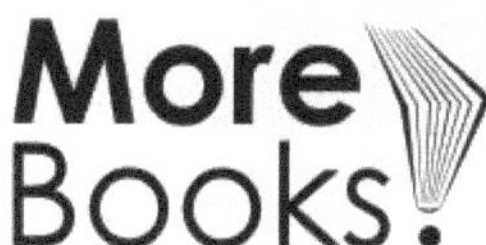

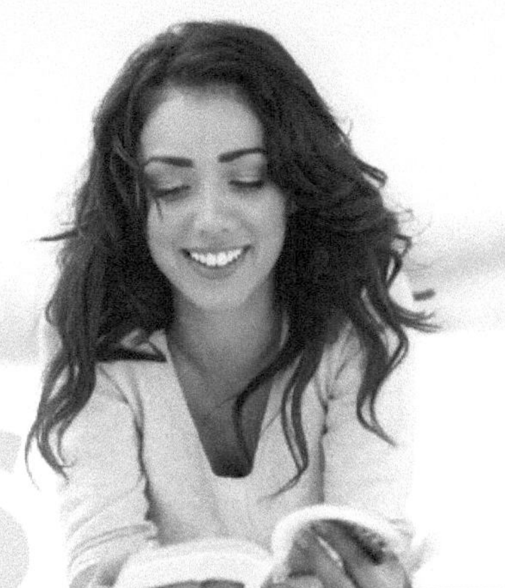

I want morebooks!

Buy your books fast and straightforward online - at one of world's fastest growing online book stores! Environmentally sound due to Print-on-Demand technologies.

Buy your books online at
www.morebooks.shop

Compre os seus livros mais rápido e diretamente na internet, em uma das livrarias on-line com o maior crescimento no mundo! Produção que protege o meio ambiente através das tecnologias de impressão sob demanda.

Compre os seus livros on-line em
www.morebooks.shop

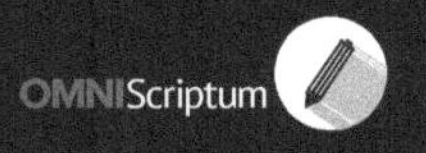